看護・リハビリに活かす

呼吸ケアと早期離床

ポケットマニュアル

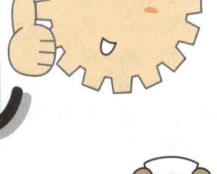

監修 曷川 元
　　 永谷 悦子

丸善プラネット株式会社

日本離床研究会
JAPANESE SOCIETY FOR EARLY AMBULATION

(本書は日本離床研究会の全面協力により作成されました.)

執筆者一覧

● 監修
- 曷川　元 ……………………… 日本離床研究会
- 永谷　悦子 …………………… 日本離床研究会

● 著者
1 安部　斉子 …………………… 日本大学医学部附属板橋病院
2 入江　将考 …………………… 新小倉病院
3 崎元　直樹 …………………… 市立三次中央病院
4 島添　裕史 …………………… 新日鐵八幡記念病院
5 德田　雅直 …………………… 大和成和病院
6 對東　俊介 …………………… 広島大学大学院保健学研究科
7 濱田　和美 …………………… 新小倉病院
8 村中　宏彰 …………………… 八尾徳洲会病院
9 山内　康太 …………………… 新日鐵八幡記念病院

Introduction

はじめに

　早期離床の必要性を訴えようと始めた日本離床研究会の"草の根運動"も5年目を迎えました．多くの臨床家のお力添えをいただき，少しずつではありますが離床の概念が浸透している感があります．その一方で「起こせば良くなる」といった迷信的な根拠からむやみに離床させ，かえって状態を悪化させてしまうケースも散見されます．急性期における離床は行う時期を適確に見極めなければ悪影響を及ぼす危険もあり，しっかりとした評価をもとに行動する必要があるのです．こうした離床時期の見極めは，非常に難しいのが現状ですが，必要な知識を持つことで，安全かつ確実なアプローチが実現できます．「離床に必要な知識を一人でも多くの人に理解して欲しい」そんな想いからこのポケットマニュアルを作成しました．臨床で忘れがちな知識を「呼吸」「循環」「脳神経」「整形」の4冊に集約しております．学生さんからベテランまで幅広くお役立ていただき，是非「早期離床」の普及にお力添えください．

　最後に，本書を作成するに当たり多大なご協力を頂いた日本離床研究会メンバーの皆様，細部にわたる修正に最後までお付き合いいただいたデザイナーの品川幸人様，ささきみお様に深謝いたします．

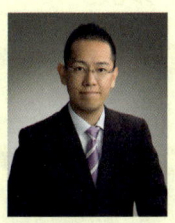

日本離床研究会

曷川　元

本書のご使用方法

このポケットマニュアルは，離床に必要な基礎知識を「本体」に，各科で必要な知識を「各論」編に収録しています．

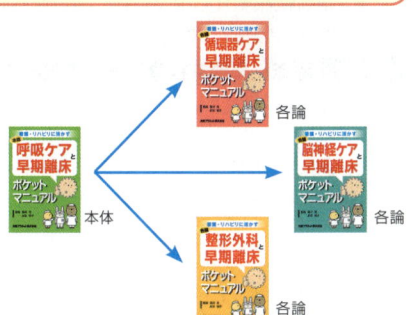

看護・リハビリに活かす
呼吸ケアと早期離床 ポケットマニュアル
>> もくじ

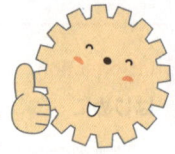

第Ⅰ章 早期離床概論
1. 離床の基礎理論 … 001
2. 離床の開始基準・中止基準 … 002

第Ⅱ章 離床に必須の解剖・生理
1. 呼吸器系の構造 … 011
2. 気管・気管支 … 012
3. 肺の体表解剖 … 013
4. 肺区域 … 014
5. 胸部CTと肺区域 … 015
6. 肺循環と心臓の弁 … 017

第Ⅲ章 離床時の評価アセスメント
1. 呼吸・循環のアセスメント … 018
2. 疼痛アセスメント … 026
3. 意識・精神状態のアセスメント … 027
4. 運動機能のアセスメント … 028
5. ADL・活動レベルのアセスメント … 031

第Ⅳ章 離床に必要な検査データの読み方
1. 血液データ … 034
2. 血液ガスデータ … 042
3. 胸部レントゲン … 044
4. 肺機能検査 … 051

第Ⅴ章 モニタリング・周辺機器の知識と離床時の留意点

1. モニター類 …… 054
2. 心電図モニター …… 058
3. ドレーン・点滴 …… 069
4. 酸素療法 …… 074
5. 人工呼吸器 …… 082
6. NPPV（非浸襲的陽圧呼吸） …… 090
7. 透析機器 …… 097

第Ⅵ章 早期離床の実際

1. 基本的コンセプト …… 099
2. 離床前のチェックポイント …… 100
3. 体位変換・ポジショニング …… 103
4. 起居動作 …… 107
5. 端座位 …… 111
6. 移乗動作 …… 114
7. 立位・歩行 …… 119

第Ⅶ章 早期離床と呼吸ケアの基礎技術

1. 病棟でできるリハビリテーション …… 121
2. 呼吸筋ストレッチ・胸郭可動域運動 …… 122
3. 呼吸法・排痰法 …… 126
4. 徒手的呼吸介助 …… 128
5. インセンティブ・スパイロメトリー …… 130

第Ⅷ章 離床時に考えるべきリスクと対処法

1. 深部静脈血栓症 …… 132
2. 起立性低血圧 …… 134
3. 転倒 …… 135
4. 院内急変時の対応 …… 139

第Ⅸ章 薬剤

1. よく使用される薬剤 …… 141

Ⅰ-1 早期離床概論
離床の基礎理論

1 早期離床の定義（日本離床研究会による）

- 「手術や疾病の罹患によって起こる臥床状態から，できるだけ早期に座位・立位・歩行を行い，日常生活動作の自立へ導く一連のコンセプト」

2 ワッサーマンの歯車（Wasserman 1967）

- 酸素を口や鼻から細胞まで運ぶためには，全ての歯車を円滑に回す必要があります．
- 長期臥床は全ての歯車を停滞させ，無気肺・肺炎等の呼吸器合併症を生じさせます．
- この合併症の予防・改善を考えるとき，早期離床はこの3つの歯車を同時に回すことができ，酸素運搬系の代謝メカニズムからアプローチ可能なため有用です．

●ワッサーマンの歯車と離床の効果

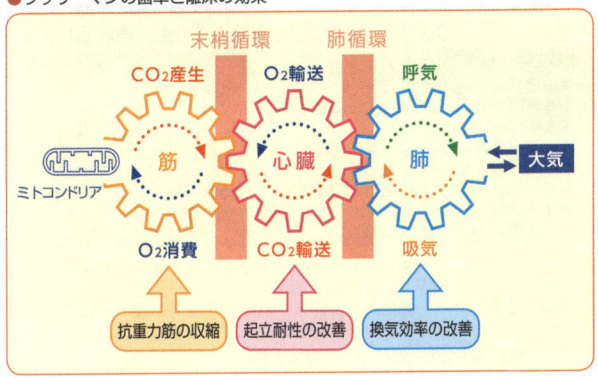

I-2 早期離床概論
離床の開始基準・中止基準

1 離床の開始基準（日本離床研究会による）

・離床前に下記の状態であれば，積極的な離床は避けます．

離床の開始基準
- 強い倦怠感を伴う 38.0℃ 以上の発熱
- 安静時の心拍数が 50 回/分以下 または 120 回/分以上
- 安静時の収縮期血圧が 80mmHg 以下（心原性ショックの状態）
- 安静時の収縮期血圧が 200mmHg 以上または 拡張期血圧 120mmHg 以上
- 安静時より危険な不整脈が出現している
  (Lown 分類* 4b 以上の心室性期外収縮，ショートラン，R on T，モービッツⅡ型ブロック，完全房室ブロック)
- 安静時より異常呼吸が見られる（異常呼吸パターンを伴う 10 回/分以下の徐呼吸 CO_2 ナルコーシスを伴う 40 回/分以上の頻呼吸）
- P/F 比（PaO_2/FiO_2）が 200 以下の重症呼吸不全
- 安静時の疼痛が VAS 7 以上
- 麻痺など神経症状の進行が見られる
- 意識障害の進行が見られる

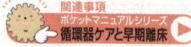 Lown 分類 ⇒ P080 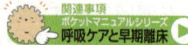 疼痛アセスメント ⇒ P026

2 離床の中止基準

・離床中に下記の状態になった場合，離床を中止し，再評価します．

離床の中止基準
- 脈拍が 140 回/分を超えたとき（瞬間的に超えた場合は除く）
- 収縮期血圧に 30 ± 10mmHg 以上の変動が見られたとき
- 危険な不整脈が出現したとき
  (Lown 分類 4b 以上の心室性期外収縮，ショートラン，R on T，モービッツⅡ型ブロック，完全房室ブロック)
- SpO_2 が 90%以下となったとき（瞬間的に低下した場合は除く）
- 息切れ・倦怠感が修正ボルグスケールで 7 以上になったとき
- 体動で疼痛が VAS 7 以上に増強したとき

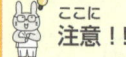
ここに注意!!
※心疾患を合併している場合は，循環器理学療法の基準（→ P003）を参照のこと
※症例・病態によってはこの基準が該当しない場合があるので総合的に評価し離床を進めること

曷川元編：実践！早期離床完全マニュアル．慧文社，P145，2007．より引用

3　循環器理学療法の基準（急性心筋梗塞の離床中止基準）

① 自覚症状（胸痛・呼吸困難・動悸・めまい・ふらつきなど）が出現した場合
② 安静時と比較して 40 回/分以上心拍が上昇した場合
③ 安静時と比較して収縮期血圧が 30mmHg 以上上昇，もしくは 10 ～ 20mmHg 低下した場合
④ 心電図変化
・ST 上昇型…2mm 以上 ST が上昇した場合
・水平・下降型…1mm 以上 ST が低下した場合
⑤ 重篤な不整脈の出現
・Lown 分類 4b 以上の心室性期外収縮が出現した場合
・心室性期外収縮から心房細動へ移行した場合
・10 回/分以上の運動誘発性期外収縮が出現した場合

聖マリアンナ医科大学病院リハビリテーション部理学療法科編：理学療法リスク管理マニュアル第 2 版．三輪書店，P57，2006．より引用

4　循環器理学療法の基準（冠動脈バイパス術後）

・以下の状態の時には，積極的な理学療法を避けます．

① 術後新たに発生した心房粗動・心房細動などの不整脈がコントロールされていない状態
② ドレナージされた心嚢液の量が多い（血性拍動性）
③ 前日に比べ，著しい心拍数や血圧の変動
④ ST の上昇や低下（2mm 以上）
⑤ 心タンポナーデ様症状
⑥ 安静時 HR が（220- 年齢）× 0.7 ～ 0.75 を超える
⑦ 安静時収縮期血圧が 160 ～ 200mmHg 以上
⑧ 座位だけでも起立性低血圧が出る
⑨ 心不全症状がある（起座呼吸・呼吸困難）
⑩ Lown 分類 4b 以上の心室性期外収縮
⑪ 安静時から胸痛がある
⑫ 周術期心筋梗塞発症直後
⑬ 危険行為がある症例で医療スタッフがコントロール不可能な場合

西村真人ほか：理学療法士による冠動脈バイパス術後の早期重点的介入効果．心臓リハビリテーション 11：P315-319,2006．より引用改変

6 大動脈解離（保存療法）の離床中止基準（日本離床研究会による）

- 以下の状態の時に積極的な離床を避けます．

☐ 収縮期血圧が 130mmHg 以上の場合
☐ 血圧の左右差が前回の測定時に比べて著しく拡大した場合
☐ ST 低下を伴う心電図変化を認めた場合
☐ 心嚢液の貯留が甚だしい場合
☐ 酸素化能の急激な悪化を認めた場合
　（SpO_2 が持続的に 90%以下もしくは離床時に 4%低下）
☐ 激しい痛みの出現
☐ 意識状態の増悪
☐ 新たな麻痺の出現
☐ 腹部膨満感を伴う便意を頻繁に訴えた場合

6 脳梗塞の離床開始基準

■ アテローム血栓性脳梗塞
主幹動脈の閉塞・狭窄が確認された場合，発症 3〜5 日，神経症状の増悪が起こらないことを確認して離床

■ ラクナ梗塞
診断日より離床開始

■ 心原性脳塞栓症
左房内血栓と心不全の徴候がなければ離床開始

原寛美：脳卒中急性期リハビリテーション—早期離床プログラム．医学のあゆみ 183：P407-410，1997．より引用

7 脳出血の離床開始基準

■ 保存療法
発症 24 時間以内に血腫の増大・水頭症の発現がなければ離床開始

■ 手術療法
術前：JCS Ⅱ-10 以下の意識障害か軽度の症例は離床開始
術後：術翌日より離床開始

原寛美：脳血管急性期のリハビリテーション．内科医のためのリハビリテーション（椿原彰夫編）．診断と治療増刊号 90．P87-96，2002．より抜粋

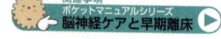
脳外科領域の離床開始基準⇨ P002

8 呼吸器疾患における離床開始フローチャート

❓「離床の開始基準」を満たし，早期離床が可能な全身状態である

◎ → 早期離床・運動療法実施

【観察ポイント】
- 呼吸困難感出現/増強
- 喀痰貯留/喀出困難
- SpO_2低下
- チアノーゼ出現
- 呼吸補助筋緊張亢進

✗ → P103へ
- 呼吸数増大
- 眩暈/ふらつき感出現
- 収縮期血圧（SBP）低下
- パルスオキシメータの脈波検知不良

❓「離床の中断基準」に該当しない

◎ → 再評価ポイント
- 呼吸数
- 呼吸パターン/呼吸補助筋動員の程度
- 喀痰量・色・性状
- チアノーゼの出現部位/程度
- ボルグスケール（疼痛・呼吸困難・疲労感）
- ΔSpO_2（安静時SpO_2 － 離床時SpO_2）
- ΔSBP（安静時SBP － 離床時SBP）
- 症状・所見出現時の離床レベル/運動強度

✗ → 離床計画見直し

一時中断・対処例

【必要に応じて】
酸素投与・酸素流量増量
排痰手技（呼吸介助手技，自動周期呼吸法（ACBT），気管内吸引）
呼吸コントロール（口すぼめ呼吸，呼吸介助手技，易呼吸姿勢）
気管支拡張薬，血管拡張薬
非侵襲的人工換気
運動療法
呼吸筋トレーニング
離床レベル・運動負荷強度の低下

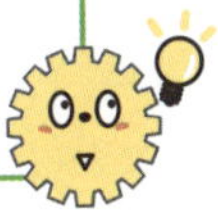

曷川元編：新しい呼吸の考え方 実践！早期離床完全マニュアル. 慧文社，P41，2007.より引用

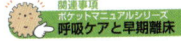 ボルグスケール ⇒ P022

離床の開始基準・中止基準　　005

9 肺炎の診断基準 (Heckcerling ら)

1	体温	37.8 度以上
2	心拍数	100 回 / 分以上
3	呼吸音	減弱
4	副雑音	Crackles ＋
5	喘息	なし

ここがポイント！

上記4項目以上の該当で，肺炎である確率が高くなると報告されています．

Heckerling PS et al : Clinical prediction rule for pulmonary infiltrates ,Ann Intern Med. 113:P664-70,1990. より引用

10 肺炎を否定すべき基準 (Gennis ら)

1	体温	37.8 度未満
2	心拍数	100 回 / 分未満
3	呼吸音	20 回 / 分未満

ここがポイント！

上記3項目を満たせば97％の確率で肺炎は否定できると報告されています．

Gennis P et al : Clinical criteria for the detection of pneumonia in adults: guidelines for ordering chest roentgenograms in the emergency department .J Emerg Med. 7 :P263-8,1989. より引用

11 院内肺炎の重症度分類（日本呼吸器学会編）

1. 生命予後予測因子 (I-ROAD システム)

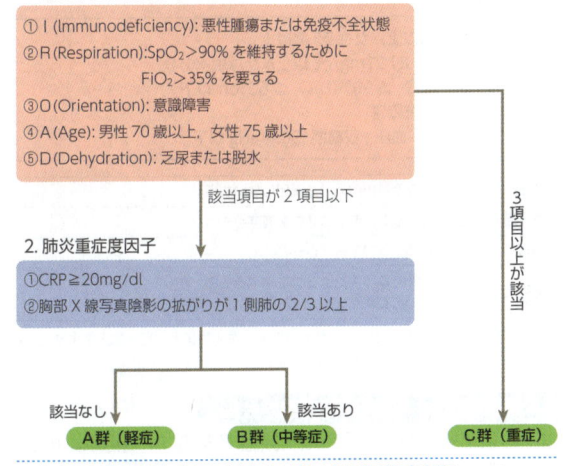

① I (Immunodeficiency): 悪性腫瘍または免疫不全状態
② R (Respiration): $SpO_2>90\%$ を維持するために $FiO_2>35\%$ を要する
③ O (Orientation): 意識障害
④ A (Age): 男性 70 歳以上，女性 75 歳以上
⑤ D (Dehydration): 乏尿または脱水

該当項目が 2 項目以下 ／ 3 項目以上が該当

2. 肺炎重症度因子

① $CRP≧20mg/dl$
② 胸部 X 線写真陰影の拡がりが 1 側肺の 2/3 以上

該当なし → A群（軽症）
該当あり → B群（中等症）
→ C群（重症）

→ 抗 MRSA 薬の使用を考慮すべき条件 (グラム染色なども含めて)

3. MRSA 保有リスク

① 長期 (2 週間程度) の抗菌薬投与
② 長期入院の既往
③ MRSA 感染や定着の既往

日本呼吸器学会呼吸器感染症に関するガイドライン作成委員会 編：成人院内肺炎診療ガイドライン．日本呼吸器学会，2008．より引用

12 市中肺炎の重症度分類

A-DROP

- Age：男性 70 歳以上，女性 75 歳以上
- Dehydration：BUN 21mg/dL 以上または脱水あり
- Respiration：SpO_2 ≦ 90%(PaO_2 ≦ 60Torr 以下)
- Orientation：意識障害
- Blood Pressure：血圧(収縮期)90mmHg 以下

軽症	上記5つの指標の何れも満足しないもの
中等症	上記指標の1つまたは2つを有するもの
重症	上記指標の3つを有するもの
超重症	上記指標の4つまたは5つを有するもの ただし，意識障害，ショックがあれば1項目のみでも超重症とする

日本呼吸器学会呼吸器感染症に関するガイドライン作成委員会 編：成人市中肺炎診療ガイドライン，日本呼吸器学会，2007．より引用

CURB-65 score（英国胸部疾患学会編）

- 以下の項目のうち，3項目以上該当で入院，4項目以上の該当でICU管理を考慮します

① Confusion：意識混濁
② BUN：7mmol（≒ 20mg/dL）以上
③ Respiratory Rate：呼吸数 30 回 / 分以上
④ Blood Pressure：収縮期血圧 90mmHg 以下
　　　　　　　　　もしくは 拡張期血圧 60mmHg 以下
⑤ Age：65 歳以上

ここがポイント！

4項目該当で死亡率 41.5%，5項目該当で死亡率 57%という報告もあります．

Lim WS et al：Defining community acquired pneumonia severity on presentation to hospital: an international derivation and validation study. Thorax 58:P377-82 ,2003. より引用

13　肺炎安定化の指標（アメリカ感染症学会／胸部疾患学会編）

1	体温	37.8度以下
2	心拍数	100回／分以下
3	収縮期血圧	90mmHg以上
4	呼吸数	24回／分以下
5	酸素化能	Room AirにてSpO$_2$=90%以上　PaO$_2$=60Torr以上
6	経口摂取	可能
7	意識状態	清明

L.A.Mandell et al : Infectious Diseases Society of America/American Thoracic Society Consensus Guidelines on the Management of Community-Acquired Pneumonia in Adults, Clinical Infectious Deseases 44:S54, 2007.より引用

14　抗菌薬終了の基準（アメリカ感染症学会／胸部疾患学会編）

- 抗菌薬投与から5日間以上経過している
- 平熱になって2～3日が経過している
- 全身状態が安定している（肺炎安定化基準→上記13の逸脱は1項目まで）

L.A.Mandell et al : Infectious Diseases Society of America/American Thoracic Society Consensus Guidelines on the Management of Community-Acquired Pneumonia in Adults, Clinical Infectious Deseases 44:S30, 2007.より引用

いろいろな指標を知っておくことで離床のリスク管理に役立つのね！

離床の開始基準・中止基準

15 ALI と ARDS の診断基準

	発症経過	酸素化	胸部X線写真	肺動脈楔入圧
ALI	急性発症	$PaO_2/FiO_2 ≦ 300$	両側浸潤影	≦ 18mmHg, 臨床的に左心不全の存在（－）
ARDS	急性発症	$PaO_2/FiO_2 ≦ 200$	両側浸潤影	≦ 18mmHg, 臨床的に左心不全の存在（－）

16 SIRS の診断基準

下記の4項目のうち2項目以上を満たす場合は SIRS と診断します．

①	体温＞38.0℃，または＜36.0℃
②	心拍数＞90回／分
③	呼吸数＞20回／分の頻呼吸，または $PaCO_2$ ＜ 32 Torr の過換気
④	白血球数＞12000/mm³，＜4000/mm³，または桿状核球＞10%

17 救急領域の DIC（汎血管内凝固症候群）診断基準

点数	SIRS	血小板（mm³）	PT延長時間（秒）	フィブリノゲン（mg/dL）	FDP（μg/mL）
0	0～2項目	12万以上	1.2 未満	350 以上	10 未満
1	3項目以上	8万～12万 あるいは24時間以内に30％以上の減少	1.2 秒以上	350 未満	10～25
2	－	－	－	－	－
3		8万未満 あるいは24時間以内に50％以上の減少			25 以上

DIC：5点以上あるいは4項目が1点以上

＊注意
①血小板減少はスコア算定の前後いずれの24時間以内でも可能．
②PT比（検体PT秒／正常対照値）ISI=1.0の場合は INR に等しい．各施設において PT比1.2に相当する秒数の延長または活性値の低下を使用しても良い．
③FDPの代替としてDダイマーを使用してよい．

妙中信之編：ICUポケット　集中治療ガイドBOOK，メディカ出版：P134，2005．より引用

Ⅱ-1 離床に必須の解剖・生理
呼吸器系の構造

- 鼻腔・口腔から喉頭を上気道といい，それより末梢を下気道といいます．気管は喉頭の下（第7頸椎の高さ）から始まり，その長さは10cm程度です．その後，左右主気管支に分岐します．
- 左右主気管支は肺内に入り，葉気管支，区域気管支とその後も分岐を繰り返して最終的に呼吸細気管支となり，ガス交換の場である肺胞に至ります．

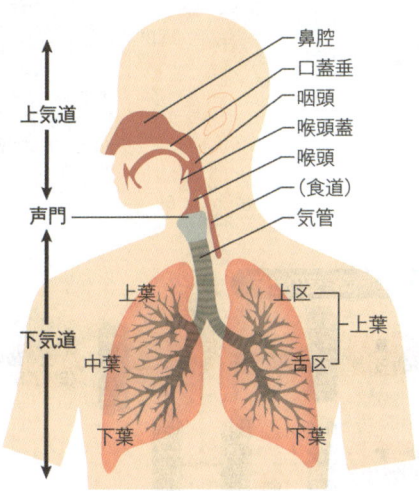

ここがポイント！

①気管切開の位置は第2，3気管軟骨間です．
②気管分岐部第4-6胸椎の高さは，肋骨では第2肋骨の高さです．

Ⅱ-2 臨床に必須の解剖・生理
気管・気管支

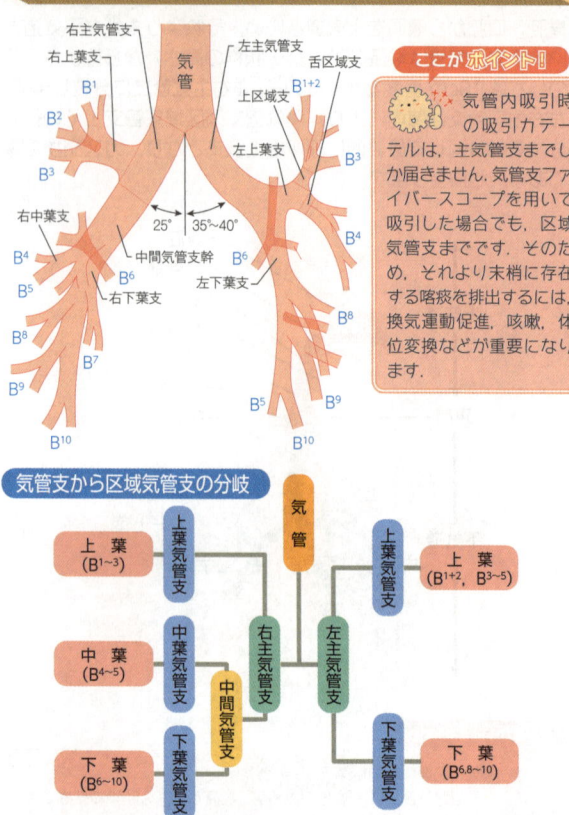

ここがポイント！

気管内吸引時の吸引カテーテルは，主気管支までしか届きません．気管支ファイバースコープを用いて吸引した場合でも，区域気管支までです．そのため，それより末梢に存在する喀痰を排出するには，換気運動促進，咳嗽，体位変換などが重要になります．

医療情報科学研究所編：病気がみえる vol4 呼吸器，メディックメディア，P9，2007．より引用改変

Ⅱ-3 離床に必須の解剖・生理
肺の体表解剖

- 肺は，右肺が3肺葉に，左肺は2肺葉に分かれます．さらに各肺葉は区域に分けられます．臨床上，問題を起こしやすい区域は，下葉で背側に位置している S6，S10 です．

肺葉の位置

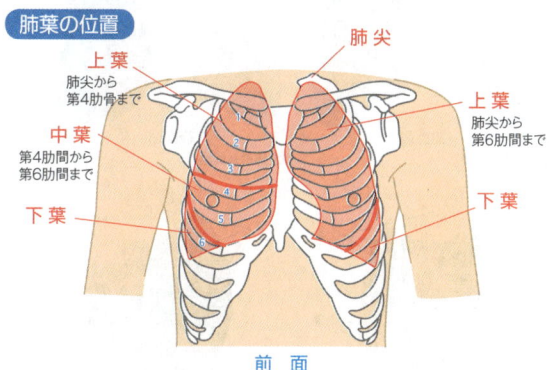

前面

- 肺尖
- 上葉：肺尖から第4肋骨まで
- 中葉：第4肋間から第6肋間まで
- 下葉
- 上葉：肺尖から第6肋間まで
- 下葉

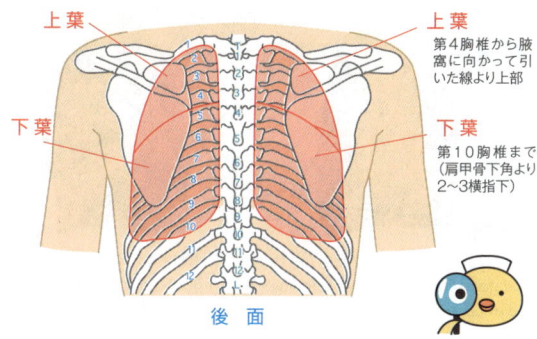

後面

- 上葉
- 下葉
- 上葉：第4胸椎から腋窩に向かって引いた線より上部
- 下葉：第10胸椎まで（肩甲骨下角より2～3横指下）

Ⅱ-4 臨床に必須の解剖・生理
肺区域

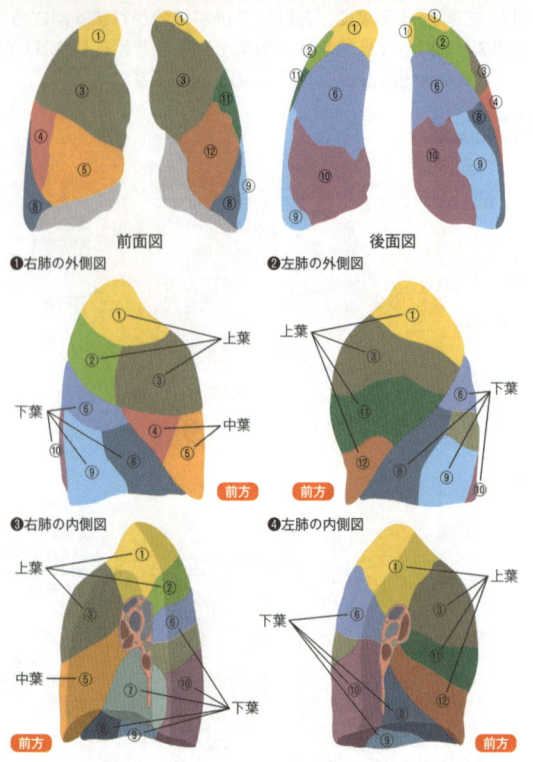

①肺尖区 (apical;S¹) ②後上葉区 (posterior;S²) ③前上葉区 (anterior;S³) ④外側中葉区 (lateral;S⁴) ⑤内側中葉区 (medial;S⁵) ⑥上・下葉区 (superior;S⁶) ⑦内側肺底区 (medial basal;S⁷) ⑧前肺底区 (anterior basal;S⁸) ⑨外側肺底区 (lateral basal;S⁹) ⑩後肺底区 (posterior basal;S¹⁰) ⑪上舌区 (superior;S⁴) ⑫下舌区 (inferior;S⁵)

Ⅱ-5 離床に必須の解剖・生理
胸部CTと肺区域

● 胸部CT 正常肺野像

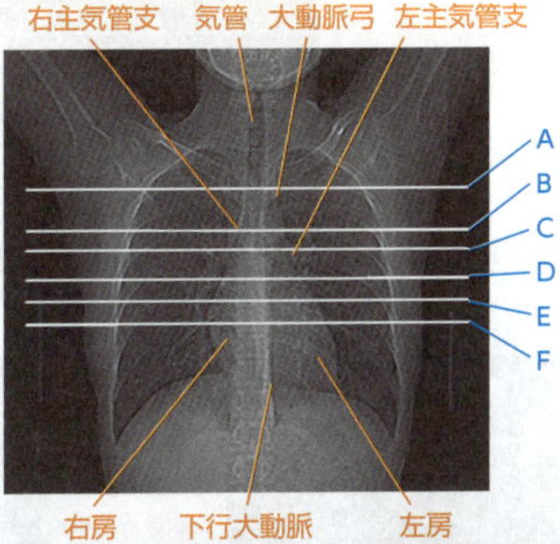

右主気管支　気管　大動脈弓　左主気管支

A
B
C
D
E
F

右房　下行大動脈　左房

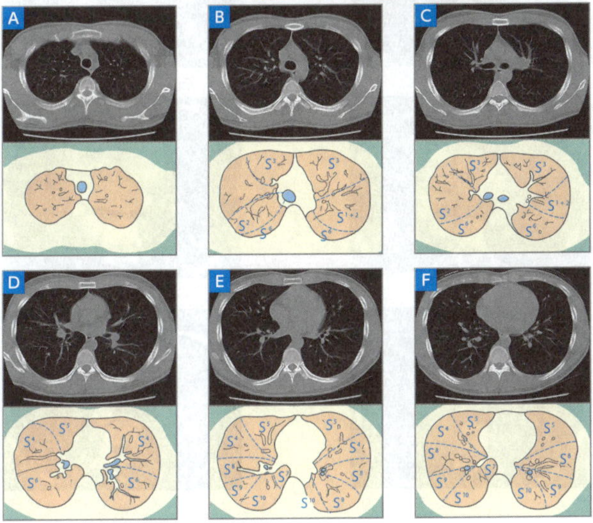

解剖・生理

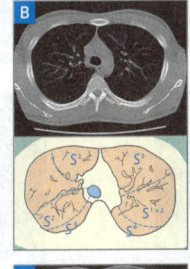
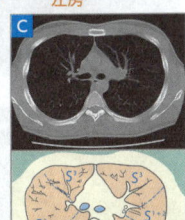
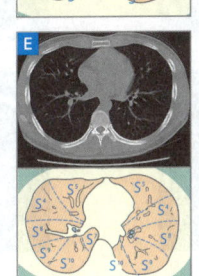
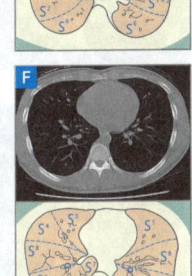

胸部CTと肺区域　015

● 縦隔条件

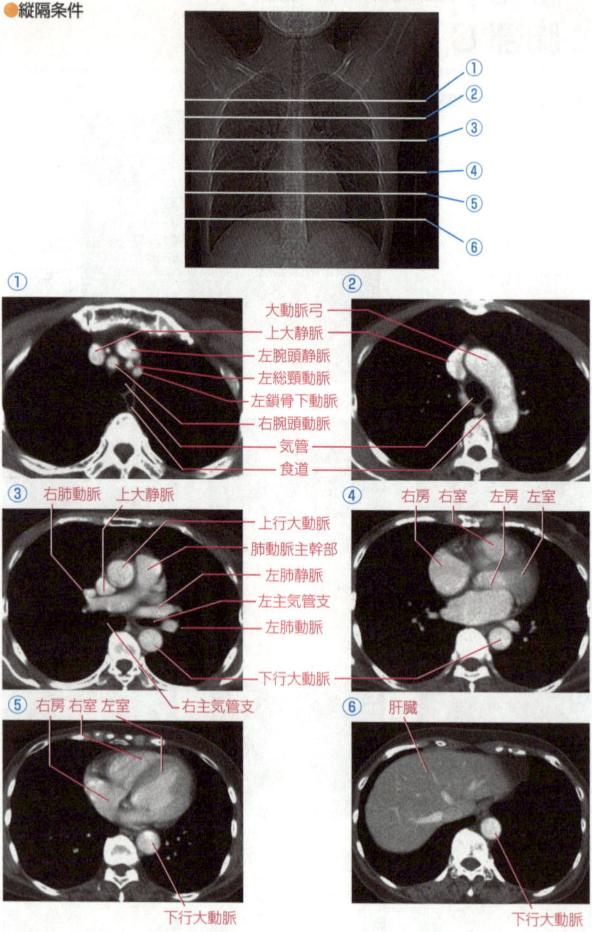

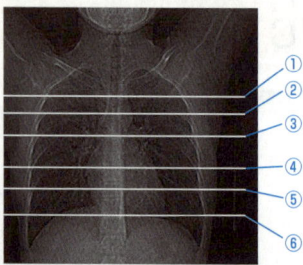

①
- 大動脈弓
- 上大静脈
- 左腕頭静脈
- 左総頸動脈
- 左鎖骨下動脈
- 右腕頭動脈
- 気管
- 食道

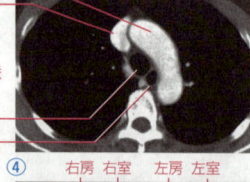

②

③ 右肺動脈　上大静脈
- 上行大動脈
- 肺動脈主幹部
- 左肺静脈
- 左主気管支
- 左肺動脈
- 下行大動脈
- 右主気管支

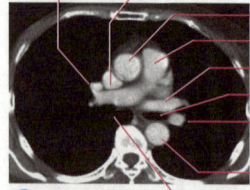

④ 右房　右室　左房　左室

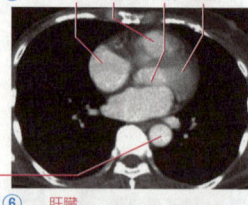

⑤ 右房　右室　左室
下行大動脈

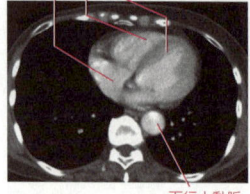

⑥ 肝臓
下行大動脈

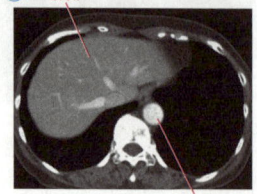

胸部CTと肺区域

Ⅱ-6 | 離床に必須の解剖・生理
肺循環と心臓の弁

■ 肺循環

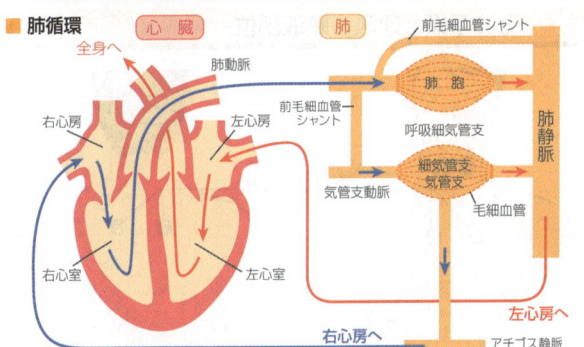

永井厚志：呼吸器系の構造と機能，呼吸器疾患の治療と看護（工藤翔二編），P7, 2002, 南江堂より許諾を得て転載

■ 心臓の弁（水平断）

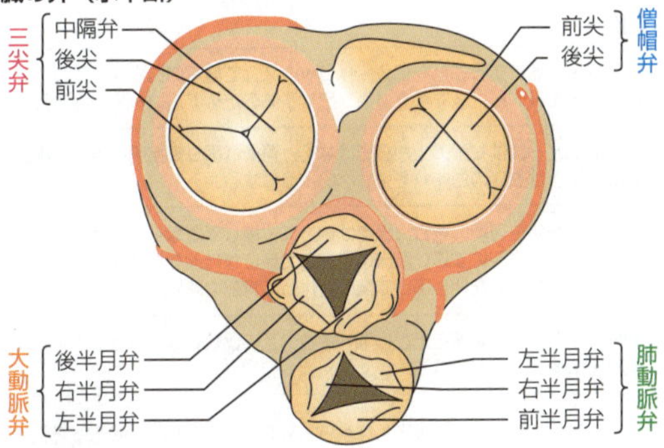

三尖弁：中隔尖／後尖／前尖
僧帽弁：前尖／後尖
大動脈弁：後半月弁／右半月弁／左半月弁
肺動脈弁：左半月弁／右半月弁／前半月弁

関連事項 ポケットマニュアルシリーズ 循環器ケアと早期離床　心臓の弁 ⇒ P016

医療情報科学研究所編：病気がみえる vol.2 循環器　第2版．メディックメディア, P3, 2008 より引用

肺循環と心臓の弁　017

Ⅲ-1 離床時の評価アセスメント
呼吸・循環のアセスメント

1 聴診手順と呼吸音聴取部位

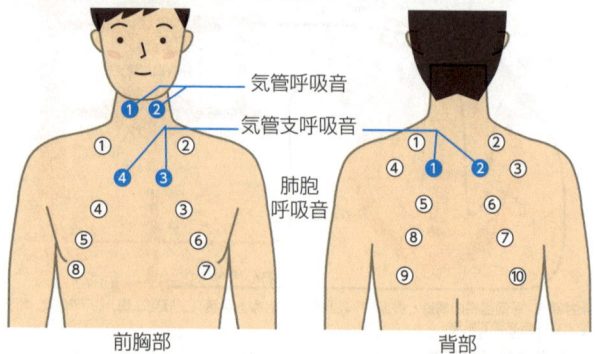

前胸部　　　　　　　　　背部

●聴診手順

1.	患者さんに聴診することを伝え,リラックスして軽く開口させて呼吸させる.この時,チェストピースを手で温め,感染予防のためアルコール消毒を行う.
2.	チェストピースは衣服の上からではなく,可能な限り直接肌に当て,雑音の原因となるような衣服のこすれを生じないようにする.
3.	患者さんが座位可能の場合,検者は側方に位置して聴取し,同時に前胸部も背部も聴取できるようにする.臥床患者さんで座位が無理な場合は,側臥位または臥位でベッドマットを押し下げて隙間を作って背部の聴診を行う.
4.	前胸部・背部・側胸部を上から下へ左右交互に比較しながら聴取する.移動は呼気終末のタイミングで行う.
5.	吸気・呼気の呼吸位相を確認しながら,最低1〜2呼吸ずつ聴取する.
6.	途中で異常を確認しても,手順どおり最後まで進め,再度異常部位に戻り,詳細に評価するようにする.

2　病態別にみた呼吸音と視診所見

病態	正常呼吸音の異常	副雑音	その他の所見
肺気腫	・呼吸音の減弱 ・呼気時間の延長	・通常なし	・呼吸数増加 ・口すぼめ呼吸 ・ビア樽状胸郭
気管支炎	・気管支呼吸音化	・水泡音	・呼吸補助筋の緊張亢進 ・頸静脈の怒張 ・Hoover 徴候陽性
気管支拡張症		・水泡音：気道内分泌物が多量にある肺区域	・正常 ・浅い頻呼吸
肺線維症		・捻髪音：重力に対して下方に存在する肺区域	・胸郭運動低下
気管支喘息	・呼気の延長	・笛声音・類鼾音：呼気に強く聞かれる ・頸部気管にも伝搬する	・呼吸数増加 ・起座呼吸 ・呼吸補助筋の緊張亢進 ・Hoover 徴候陽性
胸水貯留	・減弱・消失（体位による変化がある） ・気管支呼吸音化	・胸膜摩擦音（貯留部直上のみ）	・患側の胸郭運動低下
気胸	・患側肺の呼吸音の消失	・なし	・患側の胸郭運動低下
無気肺	・肺胞呼吸音の減弱 ・一側全体の無気肺では消失	・肺胞の再膨張時は捻髪音・水泡音	・患側の胸郭運動低下
肺炎	・気管支呼吸音化 ・呼吸音の減弱	・水泡音：細菌性肺炎 ・捻髪音：マイコプラズマ、ウイルス性肺炎	・浅い頻呼吸 ・患側の胸郭運動低下
肺水腫	・気管支呼吸音化	・捻髪音：初期 ・水泡音：進行期	

離床時の評価

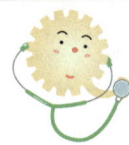

呼吸・循環のアセスメント

3 異常呼吸パターンと代表疾患

	状態	呼吸数・深さ	代表疾患
呼吸数と深さの異常	頻呼吸		ARDS、ALI、肺炎、喘息、発熱など
	徐呼吸		麻酔・鎮静時、睡眠時、投与時など
	多呼吸		低酸素血症・運動時過換気症候群など
	少呼吸		心肺停止直、前麻痺など
	無呼吸		睡眠時無呼吸症候群など

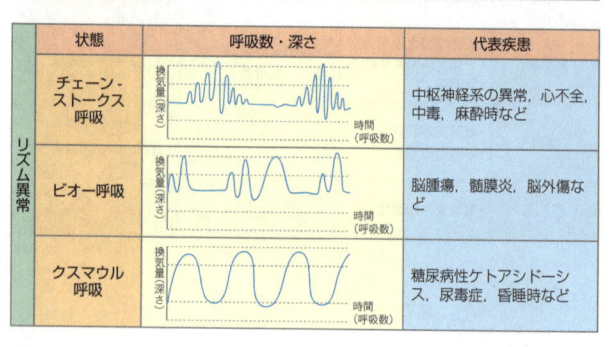

	状態	呼吸数・深さ	代表疾患
リズム異常	チェーン-ストークス呼吸		中枢神経系の異常、心不全、中毒、麻酔時など
	ビオー呼吸		脳腫瘍、髄膜炎、脳外傷など
	クスマウル呼吸		糖尿病性ケトアシドーシス、尿毒症、昏睡時など

藤崎郁著:フィジカルアセスメント完全ガイド.学習研究社,P60,2001.より一部改変

4 肺葉別の触診とポイント

上葉
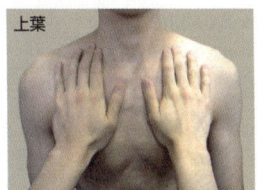

中葉舌区
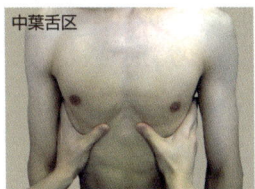

下葉（座位）
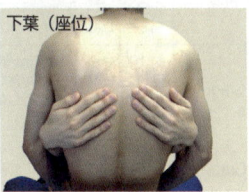

下葉（背臥位）
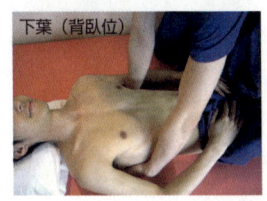

ここがポイント！

胸郭の柔軟性
上の写真のように手をあて，呼気の運動方向へ愛護的に圧迫し，柔軟性を評価します．

これは異常！…吸気時と呼気時の差が少ないとき
　　　　　　　　左右差を認めるとき

ラトリング
比較的中枢側の気管内に分泌物の貯留がある場合，呼吸に伴ってブツブツと振動が伝わってきます．

これは異常！…ラトリングを触知したとき

声音振盪・胸壁振盪
胸郭の上に手を置いた状態で発声させたとき，伝わってくる振動が患側で増強・減弱する現象です．

これは異常！…患側で増強したとき：塊状肺炎・肺水腫
　　　　　　　　患側で減弱したとき：気胸・無気肺・胸水

離床時の評価

呼吸・循環のアセスメント

5 自覚運動強度　息切れスケール

●ボルグスケール

RPE スケール	
6	
7	非常に楽である
8	
9	かなり楽である
10	
11	楽である
12	
13	ややきつい
14	
15	きつい
16	
17	かなりきつい
18	
19	非常にきつい
20	もうだめ

●MRC息切れスケール

Grade 0	息切れを感じない
Grade 1	強い労作で息切れを感じる
Grade 2	平地を急ぎ足で移動する，または緩やかな坂を歩いて登る時に息切れを感じる
Grade 3	平地歩行でも同年齢の人より歩くのが遅い，または自分のペースで平地歩行していても，息継ぎのため休む
Grade 4	約100ヤード（91.4m）歩行した後息継ぎのため休む，または数分間平地歩行した後息継ぎのため休む
Grade 5	息切れがひどくて外出が出来ない，または衣服の着脱でも息切れがする

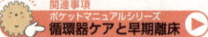

自覚的運動強度 ⇒ P124

●フレッチャー，ヒュー＝ジョーンズ分類

Ⅰ度	同年齢の健常者と同様の労作ができ，歩行・階段も健常者並に可能
Ⅱ度	歩行は同年齢の健常者並にできるが，階段の上り下りは健常者並にできない
Ⅲ度	健常者並に歩けないが，自分のペースで1マイル（1.6km）程度の歩行が可能
Ⅳ度	休みながらでなければ50ヤード（46m）以上歩行できない
Ⅴ度	会話や着物の着脱で息がきれ，外出ができない

呼吸・循環のアセスメント

6 呼吸のアセスメントに役立つ数式

喀痰の時床離

呼吸に関する数式

		数式	数式の意味	判定
	%肺活量（単位：%）	%肺活量＝（実測肺活量÷予測肺活量）×100 ＊男性：予測肺活量(mL)＝[27.63 − (0.112×年齢)]×身長(cm) ＊女性：予測肺活量(mL)＝[21.78 − (0.101×年齢)]×身長(cm)	拘束性換気障害の判断に用いている	正常：80％以上 異常：80％未満は拘束性換気障害とみなす
	1秒率：FEV1.0%	1秒量／努力性肺活量×100	閉塞性換気障害の判断に用いる 正常：70％以上、軽度閉塞性換気障害：56～69％、中等度閉塞性換気障害：41～55％、高度閉塞性換気障害：26～40％	
	臥床時の肺活量	立位または座位時の肺活量×0.93	正常では臥床時に呼吸困難が増強しないが、異常では臥床時に呼吸困難が増強する（臥床すると腹部臓器等の圧迫により横隔膜が上方に押し上げられ、肺活量が減少するため運動の抑制）	
	年齢と動脈血酸素分圧（PaO_2）の予測値	平均値：105 − (0.3×年齢) 臥床（下限）：100 − (0.4×年齢) 座位：100 − (0.3×年齢)	肺でのガス交換の状態は動脈血の酸素濃度に反映される。しかしPaO_2は加齢とともに低下する	異常：70Torr以下 ＊酸素療法の基準は60Torr以下の低酸素症とされる
	組織への酸素運搬能	血液100mLの酸素含有量（CaO_2）mL×心拍出量（CO）L/分 ＊$CaO_2 = 0.003 \times PaO_2 + 1.34 \times Hb(g/dL) \times$ 酸素飽和度（SaO_2） ＊CO(mL/分)＝心拍数（回/分）×回拍出量（mL）	1分間に組織に運搬される酸素の量を求める	正常：80～100 ＊心拍出量の減少、PaO_2の低下、貧血などにより影響を受ける
	肺胞気・動脈血酸素分圧較差（A-aDO_2）（単位：mmHg）	A-$aDO_2 = P_AO_2$（肺胞内酸素分圧）− PaO_2（動脈血酸素分圧）	肺胞気と動脈血のガス分圧の差を示す。肺胞でのガス交換に障害があると増加するまた、加齢とともに増加する	正常：10Torr以下 ＊異常の意味：肺炎、閉塞性肺障害、間質性肺炎、肺線維症、成人呼吸窮迫症候群など

呼吸・循環のアセスメント

7 フォレスター分類

- フォレスター分類は，スワンガンツカテーテルを用いて急性心不全患者の血行動態を評価し，現状の把握と治療戦略の立案に役立ちます．
- 評価は，心臓の強さ；心係数（CI：Cardio Index）と，肺のむくみ；肺動脈楔入圧（PCWP）にて表現します．
- また，簡易的心不全の評価としても用いられています．

● Forrester 分類

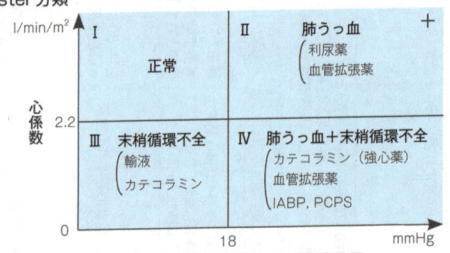

- 最近では，触診による分類もされています．

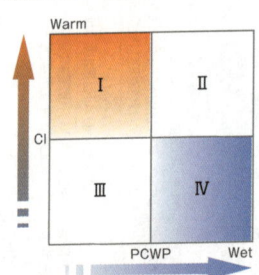

☐ サブセットⅠ
　暖かく，乾燥している
☐ サブセットⅡ
　暖かく，湿っている
☐ サブセットⅢ
　冷たく，乾燥している
☐ サブセットⅣ
　冷たく，湿っている

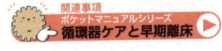

フォレスター分類と簡易アセスメント ⇨ P034
触診によるフォレスター分類 ⇨ P105

呼吸・循環のアセスメント

8 循環のアセスメントに役立つ数式

		数式	数式の意味	判定
循環に関する数式	平均血圧 (単位:mmHg)	脈圧／3＋拡張期血圧	脈圧(収縮期血圧－拡張期血圧)は、血液量と血管の弾性によって影響を受け、この値が高い(低)ほど、血管の伸展性があり、内圧の上昇は少ない	男性:90〜110mmHg 女性:80〜100mmHg
	心胸郭比:CTR (単位:%)	心臓最大横径／胸郭最大横径×100	胸部X線写真で、心臓の直径と胸郭の比から心拡大の有無をみる	0〜1歳正常値:39〜65% 1〜2歳:39〜60% 1〜15歳:40〜50% 15歳以上:50%以内
	循環血液量 (単位:mL/体重kg)	(循環血液量＝循環赤血球量)／体重kg	循環血液量から血球成分を除いた血漿量を求める	正常:35〜45mL/体重kg
	心係数:CI (単位:L/分/m²)	心拍出量(L/分)／体表面積(m²)	体表面積1m²あたりの心拍出量。出血性ショックの指標となる	正常時:3.1〜3.7L/分/m² ショック時:2.0L/分/m²以下
その他の数式	BMIによる肥満の判定	体重(kg)／(身長m)²	体重と身長の比により求める	正常:20〜25(標準22) 肥満:25以上
	必要最低エネルギー量 (基礎エネルギー量)	①1kcal×体重(kg)×時間 ②25kcal×体重(kg)	人間が生きていくために必要な最低エネルギー量を概算で求める	
	アニオンギャップ(血液酸性化)の判定(単位:mEq/L)	Na値－(HCO₃⁻値＋Cl値)	血液の酸・塩基バランスが崩れ、酸性化の有無を確認する際に用いる	基準値:10〜14mEq/L

価評時床臨

呼吸・循環のアセスメント

Ⅲ-2 離床時の評価アセスメント
疼痛アセスメント

■ 簡易表現スケール
『現在の痛みの程度はどれに当てはまりますか？』と質問して次の4つから選んでもらう．

| まったくなし | 少し | かなり | とても |

■ VAS（visual analog scale）
10cmの線を見せて次のように説明します．『下の10cmの線の左端が痛みがない状態，右端が耐えがたい最悪の痛みです．現在の痛みがどこにあるか，下の線上に印をつけてください』

痛みなし ├──────────────────────┤ 最悪の痛み

■ フェイススケール

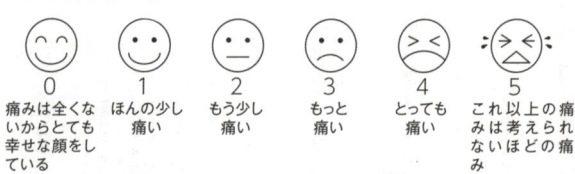

0 痛みは全くないからとても幸せな顔をしている
1 ほんの少し痛い
2 もう少し痛い
3 もっと痛い
4 とても痛い
5 これ以上の痛みは考えられないほどの痛み

■ Prince－Henryペインスケール

0：咳をしても痛くない
1：咳をすると痛いが，深呼吸をしても痛くない
2：深呼吸をすると痛いが，安静にしていると痛くない
3：安静にしていても少し痛い
4：安静にしても痛い

Ⅲ-3 離床時の評価アセスメント
意識・精神状態のアセスメント

1 ラムゼイ鎮静スコア

1	不安そう / いらいらしている / 落ち着かない
2	協力的 / 静穏 / 見当識がある
3	言葉による指示のみに反応
4	傾眠 / 眉間への軽い叩打にすぐ反応
5	傾眠 / 眉間への軽い叩打に緩慢に反応
6	刺激しても反応せず

2 RASS (Richmond Sedation-Agitation Scale)

スコア	状態	症状
+4	闘争的	明らかに闘争的、暴力的、医療スタッフに対して直接的に危険な状態
+3	過度の不穏状態	チューブまたはカテーテルを引く、もしくは引き抜く
+2	不穏状態	頻繁に目的の無い動きがみられる、または、人工呼吸器との非同調がみられる
+1	不安状態	不安はあるが、積極的または激しい体動はない
0	覚醒と平静(平穏)状態	
-1	傾眠状態	完全には覚醒していないが、呼びかけにより覚醒(開眼/視線を合わせる)する(10秒以上)
-2	浅い鎮静状態	短時間(10秒に満たない)覚醒し声に対し目を合わせることができる
-3	中等度の鎮静状態	呼びかけにより動作反応または開眼(ただし視線を合わせることはできない)
-4	深い鎮静状態	呼びかけには応答しないが、身体刺激により動作反応または開眼する
-5	非覚醒状態	呼びかけまたは身体刺激による反応なし

1. 患者を観察する。患者は覚醒し静穏か?(Score 0)
   患者は落ち着きがない、あるいは不穏とされるような行動がみられるか(Score +1-+4、上記のクライテリアの記述を参照)
2. もし患者が覚醒していない場合、大きな声で患者の名前を呼び、開眼するように指示をしこちらを見るかを確認する。必要であれば再度行う。
   こちらを持続的に見るかを確認する。開眼し、アイコンタクトがとれ、10秒以上継続するのなら、Score -1。開眼し、アイコンタクトがとれるが、10秒以上継続しないのなら、Score -2。開眼するがアイコンタクトがとれないのなら Score -3。
3. 患者が呼びかけに反応しないのなら、肩をゆする。それに反応しないのならば胸骨を圧迫する。患者がこれらに反応するのならば、Score -4。反応しないのならば、Score -5。

Sessler CN, Grap NJ, et al: The Richmond Agitation-Sdetion Scale: Vlidity and Reliability in adult intensive care unit patients., Am J Respir care med 2002;166:P1338-1344. より引用

Ⅲ-4 離床時の評価アセスメント
運動機能のアセスメント

1 座位保持能力予測

- 患者さんに背臥位のままブリッジをしてもらい，殿部がどのくらい上がっているかをチェックします．

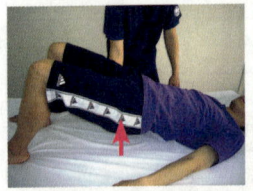

- 上がり方の程度により，座位保持能力（または座位の介助量）が予測できます．

お尻あげによる動作能力予測

不　可	→	座位は困難
不十分	→	介助で座れる程度
十　分	→	自力で座位が可能

2 起立動作能力予測

- 座位が可能なら，股関節を屈曲して膝を上げ，そのまま膝を伸ばすよう指示します．
- 下肢の上がりかたがどの程度かで，起立動作能力（または起立時の介助量）が予測できます．

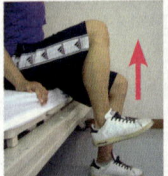 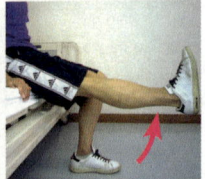

座位での動作能力予測

ほとんど上がらない	→	立てない
上がるが不十分	→	介助で立てる程度
十分上がる	→	自力で立てる筋力あり

> **ここに注意！！**
> 実際に離床させる場合は，不測の事態で転倒しないよう注意が必要です．
> この判断予測はあくまで目安です．患者さんの状態を総合的に評価して介助量の決定を行ってください．

方法は？ 完全マニュアル 動作能力予測 ⇨ **P051**

3 下肢運動機能のスクリーニング検査

方法は？
完全マニュアル 下肢運動機能のアセスメント ⇨ **P50-51** DVD

- 関節可動域のスクリーニングと同時に行います．まずは，左右それぞれの股関節・膝関節・足関節を，最終可動域までしっかりと屈曲伸展させ，各関節に拘縮がないか確認します．

方法①
足関節の背屈角度に左右差がないか，確認します．

評価
足関節背屈が不十分な場合は，腓骨神経麻痺が疑われます．

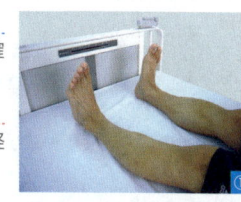

方法②
膝立て位を保持させます．

評価
膝立て位が保持できなければ下肢の筋力低下や麻痺を疑います．

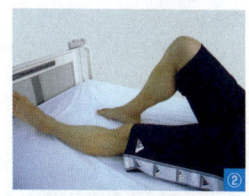

方法③
両下肢を伸展させた後，一側の踵で反対側の脛骨前面（膝より約5cm下）を，軽く一定のリズムでトントンと叩かせます．

評価
一定の場所を叩打できなかったり，そのリズムが不整であったりする場合，下肢の失調症が示唆されます．

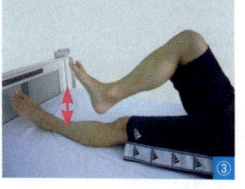

離床時の評価

運動機能のアセスメント

4 上肢運動機能のスクリーニング検査

完全マニュアル 方法は？ 上肢運動機能のアセスメント ⇨ P49-50 DVD

方法①
両上肢挙上を行った後，90度屈曲位（「前にならえ」の姿勢）で手指を伸展し空中で保持させ，閉眼させます．

評価
どちらか一方が徐々に下に落ちるならば，上肢の軽い不全麻痺が示唆されます（上肢のバレー徴候）．
上肢挙上の時，関節可動域が確認できます．

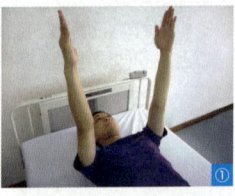

方法②
そのまま交互に肘を屈曲・伸展させ，自分の額を指尖でタッチさせます（各5回程度）．

評価
スムーズにタッチできなかったり，振戦があったりすると失調症が疑われます．

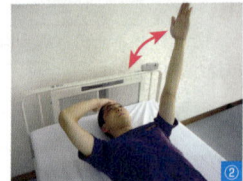

方法③
再度90度屈曲位に戻し，手を「パー」にして母指から順に指を屈曲させて「グー」の状態にします．その後，小指から順に指を伸展させて再び「パー」の状態にすれば終了です．

評価
手指の巧緻性がチェックできます．

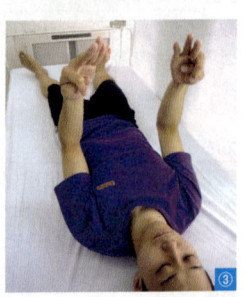

運動機能のアセスメント

Ⅲ-5 離床時の評価アセスメント
ADL・活動レベルのアセスメント

1 Barthel Index

	点数	質問内容	得点
1. 食事	10 5 0	自立．自助具などの装着可．標準的時間内に食べ終える 部分介助（例えば，おかずを切って細かくしてもらう） 全介助	
2. 車いすから ベッドへの 移乗	15 10 5 0	自立．車いすのブレーキやフットレストの操作も含む（歩行自立も含む） 軽度の部分介助または監視を要す 座ることは可能であるが，ほぼ全介助 全介助または不可能	
3. 整容	5 0	自立（洗面，整髪，歯磨き，ひげ剃り） 部分介助または全介助	
4. トイレ動作	10 5 0	自立（衣服の操作，後始末を含む．ポータブル便器などを使用している場合はその洗浄も含む） 部分介助．体を支える，衣服・後始末に介助を要する 全介助または不可能	
5. 入浴	5 0	自立 部分介助または不可能	
6. 歩行	15 10 5 0	45m以上の歩行．補装具（車椅子，歩行器は除く）の使用の有無は問わず 45m以上の介助歩行．歩行器の使用を含む 歩行不能の場合，車椅子にて45m以上の操作可能 上記以外	
7. 階段昇降	10 5 0	自立．手すりなどの使用の有無は問わない 介助または監視を要する 不能	
8. 着替え	10 5 0	自立．靴，ファスナー，装具の着脱を含む 部分介助．標準的な時間内，半分以上は自分で行える 上記以外	
9. 排便コント ロール	10 5 0	失禁なし．浣腸，坐薬の取り扱いも可能 時に失禁あり．浣腸，坐薬の取り扱いに介助を要する者も含む 上記以外	
10. 排尿コント ロール	10 5 0	失禁なし．収尿器の取り扱いも可能 時に失禁あり．収尿器の取り扱いに介助を要する者も含む 上記以外	

Mahoney FI, Barthel DW. Functional evaluation : the Barthel Index. Md St Med J. 14, P61-65,1965. より引用

合計得点 ／100

ここがポイント！

40点以下では基本動作（食事・排泄・整容）は全介助か部分介助，65点以上で基本動作は自立，85点では65％以上が歩行自立可能とされています．

2 FIM

	評価項目		内容（要点のみ抜粋）
運動項目	セルフケア	食事	咀嚼，嚥下を含めた食事動作
		整容	口腔ケア，整髪，手洗い，洗顔など
		清拭	風呂，シャワーなどで首から下(背中以外)を洗う
		更衣（上半身）	腰より上の更衣および義肢装具の装着
		更衣（下半身）	腰より下の更衣および義肢装具の装着
		トイレ動作	衣服の着脱，排泄後の清拭，生理用具の使用
	排泄コントロール	排尿管理	排尿の管理（用具や薬剤の使用を含む）
		排便管理	排便の管理（用具や薬剤の使用を含む）
	移乗	ベッド・椅子・車いす	それぞれの間の移乗（起立動作を含む）
		トイレ	便器へ（から）の移乗
		浴槽・シャワー	浴槽，シャワー室へ（から）の移乗
	移動	歩行・車いす	屋内での歩行，または車いす移動
		階段	12〜14段の階段昇降
認知項目	コミュニケーション	理解	聴覚または視覚によるコミュニケーションの理解
		表出	言語的または非言語的表現
	社会的認知	社会的交流	他患者，スタッフなどとの交流，社会的状況への順応
		問題解決	日常生活上での問題解決，適切な決断応力
		記憶	日常生活に必要な情報の記憶

評価基準	自立	7：完全自立（時間・安全性含めて）	介助者なし
		6：修正自立（補助具などを使用）	
	部分介助	5：監視または準備	介助者あり
		4：最小介助（患者自身で75％以上）	
		3：中等度介助（50％以上）	
	完全介助	2：最大介助（25％以上）	
		1：全介助（25％未満）	

吉田泰久著：画像でわかる！看護師・コメディカルの脳卒中．日総研出版，P70，2008．より引用

ここがポイント！

トイレ動作時（排尿と排便／日中と夜間で異なる介助量の場合は介助量が多い採点になります．

3 Physical Status (PS) 分類 (米国麻酔科学会)

PS 1	全身状態良好　合併症もない 日常生活動作は自立レベル
PS 2	軽度の全身疾患を有する 日常生活動作は自立レベル
PS 3	高度の全身疾患を有する 日常生活動作は介助を要するレベル
PS 4	全身疾患により生命の危機に直面した状態 日常生活動作は全介助
PS 5	瀕死状態　手術をしても生命の保証はできない
PS 6	脳死状態

救急手術：E と記載する（例→ PS1E）

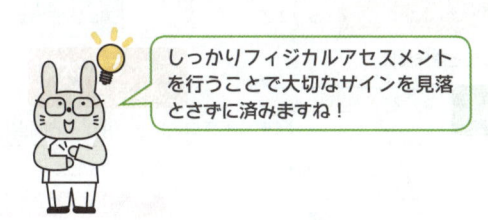

> しっかりフィジカルアセスメントを行うことで大切なサインを見落とさずに済みますね！

Ⅳ-1 離床に必要な検査データの読み方
血液データ

1 貧血

- 貧血の原因は，血液の喪失，血球生成の低下，溶血の亢進に大別されます．Hb低値は，全身の組織や細胞への酸素運搬能が低下している状態を示します．

検査項目	基準値	備考
赤血球 RBC	男性 420～600×10⁴個/μL 女性 380～500×10⁴個/μL	酸素運搬
ヘモグロビン Hb	男性 13.0～17.5g/dL 女性 11.5～15.0g/dL	
ヘマトクリット Ht	男性 40～55% 女性 35～50%	血液全体に対する赤血球の容積比率
平均赤血球容積 MCV	81～99fL	赤血球の容積
平均赤血球ヘモグロビン量 MCH	26～32pg	1個の赤血球に含まれるヘモグロビン量の平均値
平均赤血球ヘモグロビン濃度 MCHC	32～36g/dL	一定量の赤血球の中にどれくらいのヘモグロビンがあるか
網状赤血球 RET	0.5～2.0%	造血能力の評価

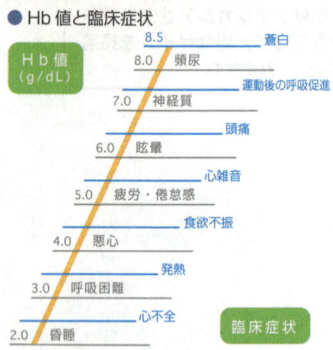

● Hb値と臨床症状

Hb値 (g/dL)
- 8.5 蒼白
- 8.0 頻尿
- 運動後の呼吸促進
- 7.0 神経質
- 頭痛
- 6.0 眩暈
- 心雑音
- 5.0 疲労・倦怠感
- 食欲不振
- 4.0 悪心
- 発熱
- 3.0 呼吸困難
- 心不全
- 2.0 昏睡

臨床症状

臨床家がこれは大変！と思う目安値

- Hb 8.0 g/dL 以下
- Ht 30%以下

ここがポイント！

Hbが急激に低下した場合は出血を疑い，離床を一時見合わせましょう．Hb値が低い時には離床へのモチベーションが低下する可能性が高くなります．

2 炎症

- WBC は炎症以外の影響も受けやすいため,白血球分画や CRP で炎症が起きているか判断します.

検査項目		基準値	備考
白血球 WBC		4000 〜9000 個 / μL	
C 反応性蛋白 CRP		〜 0.3mg/dL	急性炎症時 6 〜 8 時間で上昇し,48 〜 72 時間で最高値になる
白血球分画	好中球（桿状核球） Stab	3 〜 10%	重症感染症時等に上昇を示す（左方移動）
	好中球（分葉核球） Seg	40 〜 70%	生体侵襲時のステロイド剤投与時等に上昇
	リンパ球 lym	20 〜 45%	ウイルス感染時,甲状機能亢進症で上昇
	単球 Mo	3 〜 7%	細菌や異物を貪食 結核,水痘で上昇
	好酸球 Eos	0 〜 5%	アレルギー疾患,寄生虫症で上昇
	好塩基球 Baso	0 〜 2%	アレルギー疾患で上昇

臨床家が これは大変! と思う目安値
- WBC　10000 個 / μL 以上
- CRP　10 mg/dL 以上

ここが ポイント!

炎症反応は,酸素消費量が増大した状態であるため,呼吸・循環予備能を考慮し,離床を進めましょう.
また,化学療法等で WBC 値が著しい低下を示している場合（易感染状態）は,感染対策（マスク着用,手洗いの徹底）を行いましょう.

血液データ

3 出血傾向

- 原因は，血管・血小板・凝固因子の異常と，線溶系の亢進に大別されます．

検査項目	基準値	備考
血小板 Plt	$15 \sim 35 \times 10^4$ 個/μL	出血・血栓傾向の評価
プロトロンビン時間 PT	$10 \sim 12$ sec	外因系凝固能を反映
活性化部分トロンボプラスチン時間 APTT	$30 \sim 40$ sec	内因系凝固能を反映
フィブリノーゲン Fbg	$155 \sim 400$ mg/dL	DICで低値 炎症，感染，腫瘍などで増加
フィブリン・フィブリノーゲン分解産物 FDP	$5\ \mu$g/dL	線溶系の評価
トロンボテスト TT	$70 \sim 130$%	経口抗凝固薬の評価
ヘパプラスチンテスト HPT	$71 \sim 172$%	肝臓の機能を評価
AT Ⅲ	$80 \sim 120$%	凝固阻止系

臨床家がこれは大変！と思う目安値

- Plt 20000 個/μL 以下

ここがポイント！

一般的には，血小板が5万個/μLで出血のリスクが生じて歯肉出血や皮下出血が起こるといわれ，2万個/μL以下では脳出血や消化管出血が危惧されます．
血小板が低下している場合は，血圧上昇，毛細血管損傷のリスクが高い運動や手技は避けましょう．

4 血糖値異常

- 血糖値の異常を招く代表的な疾患は糖尿病です．

検査項目	基準値	備考
血糖　GLU	70～110mg/dL	
ヘモグロビンエーワンシー HbA1c	4.3～5.8%	過去1～2ヶ月間の平均血糖値を反映

臨床家が これは大変！ と思う目安値
- 血糖 70 mg/dL 以下，250 mg/dL 以上
- HbA1c 7.0%以上

離床を行う時の確認事項
- 薬物の作用時間・作用機序
- 食物の摂取時間と量
- その患者さんの低血糖症状
- ブドウ糖補給ゼリー（グルコレスキューなど）の携帯

関連事項
ポケットマニュアルシリーズ
呼吸ケアと早期離床

インスリン製剤
⇒ P154

血糖値(mg/dL)
- 70 空腹感・あくび・悪心
- 50 無気力・倦怠感・計算力減退
- 40 発汗（冷汗）・動悸（頻脈）・震え・顔面蒼白・紅潮
- 30 意識消失・異常行動
- 20 けいれん・昏睡
- 10

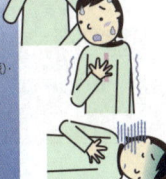

昆川元編：新しい呼吸の考え方　実践！早期離床完全マニュアル．慧文社，P111，2007より引用改変

運動療法を制限したほうがいい場合
① 糖尿病の代謝コントロールが極端に悪い場合（空腹時血糖が 250mg/dL 以上，または尿ケトン体が中等度以上陽性）
② 増殖網膜症による新鮮な眼底出血がある場合
③ 腎不全の状態にある場合（血清クレアチニンが男性 2.5mg/dL 以上，女性 2.0mg/dL 以上）
④ 心肺機能に障害がある場合

5 低タンパク血症

- 食事摂取量の低下，代謝や吸収障害，体が必要とする栄養量が増加する場合に発症し，主にカロリー不足またはタンパク質の不足を示します．

検査項目	基準値（成人）	備考
血清総タンパク TP	6.7～8.3g/dL	栄養評価，肝腎機能障害の有無
血清アルブミン Alb	3.8～5.3g/dL	栄養状態，肝障害の有無と程度

臨床家がこれは大変！と思う目安値
- TP 6.0 g/dL 以下
- Alb 3.0 g/dL 以下

ここがポイント！

カロリー不足になると，生体は筋肉組織であるタンパク質や脂肪を分解して補います．過剰な運動によってカロリー消費が増し，栄養状態を更に悪化させないよう，栄養状態の改善に合わせた離床プログラムが必要になります．
Ａｌｂが低値の時に筋力トレーニングを行っても，効果は期待できません．

6 肝・胆機能検査

- それぞれの検査を組み合わせて，①肝細胞の傷害，②蛋白質等の合成能の低下，③胆汁うっ滞，等をアセスメントします．

検査項目	基準値	備考
アスパラギン酸トランスアミナーゼ AST	10 ～ 30 IU/L	肝細胞が壊れると増加 細胞障害の有無と程度の評価に有用 ALT は心疾患・筋肉疾患では高値にならないため他疾患との鑑別に有用
アラニントランスアミナーゼ ALT	5 ～ 42 IU/L	
乳酸脱水素酵素 LDH	101 ～ 193 IU/L	
アルカリホスファターゼ ALP	80 ～ 260 IU/L	胆汁の流出障害の検出に有用
コリンエステラーゼ ChE	200 ～ 495 IU/L	肝細胞の合成機能評価に有用
γ-グルタミルトランスペプチターゼ γ GTP	男性　7 ～ 60 IU/L 女性　7 ～ 40 IU/L	胆汁の流出障害の検出に有用
総ビリルビン T-BIL	0.3 ～ 1.2mg/dL	溶血性黄疸では T-BIL が，肝胆道疾患では D-BIL が高値になる
直接ビリルビン D-BIL	0 ～ 0.2mg/dL	
アンモニア NH₃	30 ～ 86μg/dL	肝性脳症の評価に有用

臨床家がこれは大変！と思う目安値
- AST 100 IU/L 以上，ALT 100 IU/L 以上
- T-BIL 10 mg /dL 以上，D-BIL 10 mg /dL 以上

ここがポイント！

肝疾患，手術の影響がないのに AST，ALT，T-BIL，D-BIL が高値の時は臓器不全を疑い，積極的な離床は控えます．

血液データ

7　腎機能検査

- BUN，CRE ともに体外に排出される最終産物です．
- BUN/CRE 比の測定は，腎外性因子の影響か腎実質性の障害かの判断に有用です．

BUN ÷ CRE ＝ 10 〜 20（正常値）
20 以上：腎外性が原因
10 以下：腎実質性の障害

検査項目	基準値	備考
尿素窒素 BUN	8 〜 20mg/dL	高値を示す場合 腎糸球体濾過障害：腎不全 尿細管再吸収増加：脱水 尿素の産生増加：出血，薬剤による影響など
クレアチニン CRE	男性　0.6 〜 1.2mg/dL 女性　0.4 〜 0.9mg/dL	BUN に比べて他因子の影響を受けにくいため，腎機能障害の指標として極めて有用

臨床家が これは大変！ と思う 目安値
- BUN 30mg/dL 以上（慢性期は除く）
- CRE 1 日 0.5mg/dL 以上の上昇

ここが ポイント！

術後の離床時に尿量の低下がある場合は，原因が何か（心機能低下によるものか，腎機能低下によるものか，脱水かなど）の鑑別が必要です．
また，CRE が 1 日 0.5 mg/dL 以上の急激な上昇は急性腎不全を疑い，積極的な離床は控えます．
BUN は他のパラメーターや症状をふまえて数値をみることが重要です．

血液データ

8 電解質

- 電解質は,生体活動を正常に営むうえで重要です.電解質のバランスが崩れると,さまざまな症状が出現します.

検査項目	基準値	備考
ナトリウム Na	135～146mEq/L	体液の量や浸透圧の維持機構ならびに酸塩基平衡調節系の病態の把握に有用
カリウム K	3.5～5.0mEq/L	細胞内酵素の活性化,神経・筋肉の興奮・伝導・収縮などに関与している
クロール Cl	99～108mEq/L	Clの異常はNa異常と並行して起こる.通常Na/Cl比は14:10ぐらいで,かけ離れている場合は塩酸基平衡異常を考える
カルシウム Ca	8.5～10.3mEq/L	Alb値が低値の場合は下式で補正する 補正Ca値=実測Ca+(4－Alb値)
マグネシウム Mg	1.7～2.6mEq/L	酵素活性やエネルギー代謝過程（ATPを基質とする反応に必要）に不可欠

臨床家がこれは大変！と思う目安値
- Na 120 mEq/L 以下 160 mEq/L 以上
- K 3.0mEq/L 以下,5.0mEq/L 以上

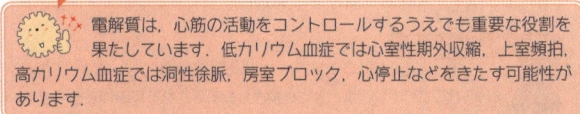

ここがポイント！

電解質は,心筋の活動をコントロールするうえでも重要な役割を果たしています.低カリウム血症では心室性期外収縮,上室頻拍,高カリウム血症では洞性徐脈,房室ブロック,心停止などをきたす可能性があります.

血液データ

Ⅳ-2 臨床に必要な検査データの読み方
血液ガスデータ

1 血液ガスデータの基準値

検査項目	略	基準値（成人）
pH	pH	7.35 〜 7.45
動脈血酸素分圧	PaO_2	70 〜 100Torr（年齢依存性）
動脈血二酸化炭素分圧	$PaCO_2$	35 〜 45 Torr
過剰塩基	BE	-2.0 〜 2.0 mEq/L
重炭酸イオン	HCO_3^-	22 〜 26 mEq/L
動脈血酸素飽和度	SaO_2	93 〜 98%

2 P/F比

- PaO_2/FiO_2（吸入気酸素分圧）で示される酸素化指数を P/F 比といいます．
- 酸素濃度が変わっても酸素化能を定量的に評価できます．

> 例題）酸素濃度が 55%で PaO_2 が 108Torr の場合
> P/F 比＝ 108 ／ 0.55 ＝ 196.4

　　300以下　ALI（急性肺損傷）
　　200以下　ARDS（急性呼吸窮迫症候群）

ここがポイント！

P/F 比 200 以下では，体位変換さえも制限される可能性があります．

3 呼吸不全の分類

- 室内空気呼吸時 PaO_2 が 60Torr 以下で呼吸不全と診断され，下図のように分類されます

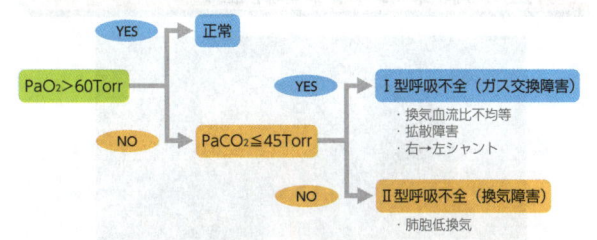

```
                    YES ─→ 正常
PaO₂>60Torr ─┤
                    NO  ─→ PaCO₂≦45Torr ─┬─ YES ─→ Ⅰ型呼吸不全（ガス交換障害）
                                         │          ・換気血流比不均等
                                         │          ・拡散障害
                                         │          ・右→左シャント
                                         │
                                         └─ NO  ─→ Ⅱ型呼吸不全（換気障害）
                                                    ・肺胞低換気
```

4 酸塩基平衡と障害の原因

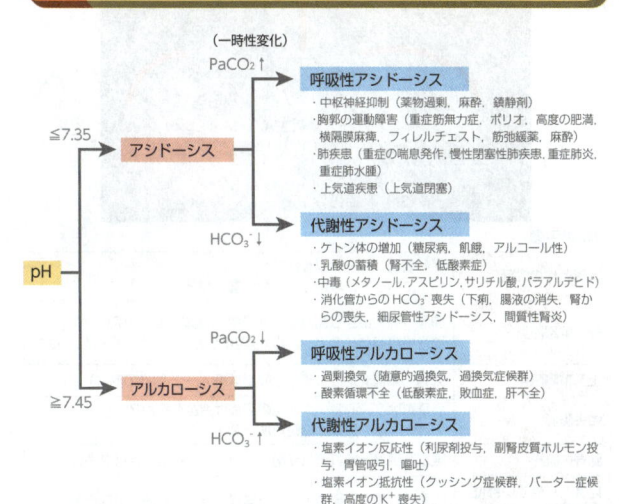

（一時性変化）

アシドーシス（pH ≦7.35）

- $PaCO_2 \uparrow$ → **呼吸性アシドーシス**
  - 中枢神経抑制（薬物過剰，麻酔，鎮静剤）
  - 胸郭の運動障害（重症筋無力症，ポリオ，高度の肥満，横隔膜麻痺，フィレルチェスト，筋弛緩薬，麻酔）
  - 肺疾患（重症の喘息発作，慢性閉塞性肺疾患，重症肺炎，重症肺水腫）
  - 上気道疾患（上気道閉塞）

- $HCO_3^- \downarrow$ → **代謝性アシドーシス**
  - ケトン体の増加（糖尿病，飢餓，アルコール性）
  - 乳酸の蓄積（腎不全，低酸素症）
  - 中毒（メタノール，アスピリン，サリチル酸，パラアルデヒド）
  - 消化管からの HCO_3^- 喪失（下痢，腸液の消失，腎からの喪失，細尿管性アシドーシス，間質性腎炎）

アルカローシス（pH ≧7.45）

- $PaCO_2 \downarrow$ → **呼吸性アルカローシス**
  - 過剰換気（随意的過換気，過換気症候群）
  - 酸素循環不全（低酸素症，敗血症，肝不全）

- $HCO_3^- \uparrow$ → **代謝性アルカローシス**
  - 塩素イオン反応性（利尿剤投与，副腎皮質ホルモン投与，胃管吸引，嘔吐）
  - 塩素イオン抵抗性（クッシング症候群，バーター症候群，高度の K^+ 喪失）

血液ガスデータ

IV-3 離床に必要な検査データの読み方
胸部レントゲン

1 正常な胸部レントゲン単純撮影

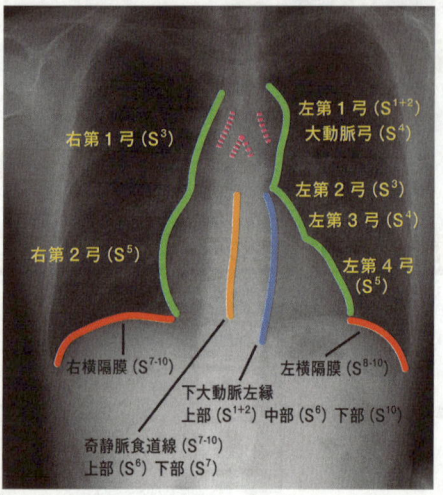

図中ラベル:
- 左第1弓 (S^{1+2})
- 大動脈弓 (S^4)
- 右第1弓 (S^3)
- 左第2弓 (S^3)
- 左第3弓 (S^4)
- 右第2弓 (S^5)
- 左第4弓 (S^5)
- 右横隔膜 (S^{7-10})
- 左横隔膜 (S^{8-10})
- 下大動脈左縁 上部 (S^{1+2}) 中部 (S^6) 下部 (S^{10})
- 奇静脈食道線 (S^{7-10}) 上部 (S^6) 下部 (S^7)

●読影手順

撮影条件の評価	撮影姿勢,ポータブルか？ 斜位になっていないか？線量は適切か？
骨・軟部陰影	胸膜（肺尖部から側胸部・横隔膜）心胸郭比（CTR） 肋骨横隔膜角（CPアングル）は鈍化していないか．挙上，低下は？
上部縦隔陰影	気管・気管支走行（気管分岐部は第4～5胸椎の高さ）
中央陰影	心陰影は？　心臓，大血管の辺縁は追跡可能か？ 下行大動脈の辺縁は追跡可能か？
肺野の読影	区域肺領域とそれぞれ支配する血管・気管支の走行を読む
見落としやすい部位の再確認	両側肺尖部・心臓の後ろ・横隔膜の後ろ・縦隔に重なる場所

044　胸部レントゲン

2　無気肺

下行大動脈と横隔膜の辺縁が消失している

Check Point

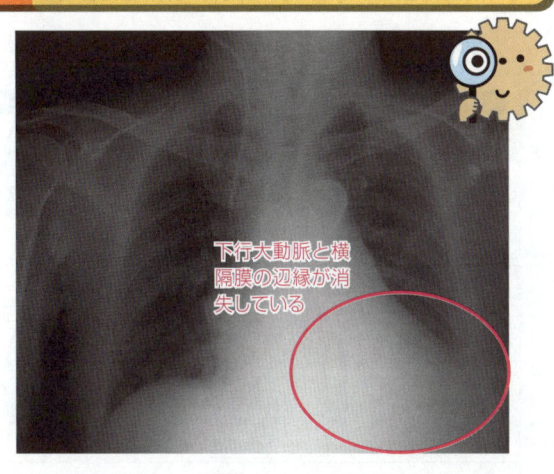

1）シルエットサイン陽性か？
正常像で見えるはずの境界線が見えないことをシルエットサイン陽性といい無気肺の所見のひとつです．
　① 横隔膜の辺縁消失．
　② 下行大動脈左縁の消失
　③ 心陰影の辺縁不明瞭
2）気管の偏位
無気肺により肺容量が減少すると，気管は患側に偏位します．

その時臨床は

無気肺は体位変換や早期からの座位で予防・改善が期待できる病態です．
この病態が疑われた場合は積極的に介入しましょう．

胸部レントゲン

3 肺葉別にみた無気肺の特徴的所見

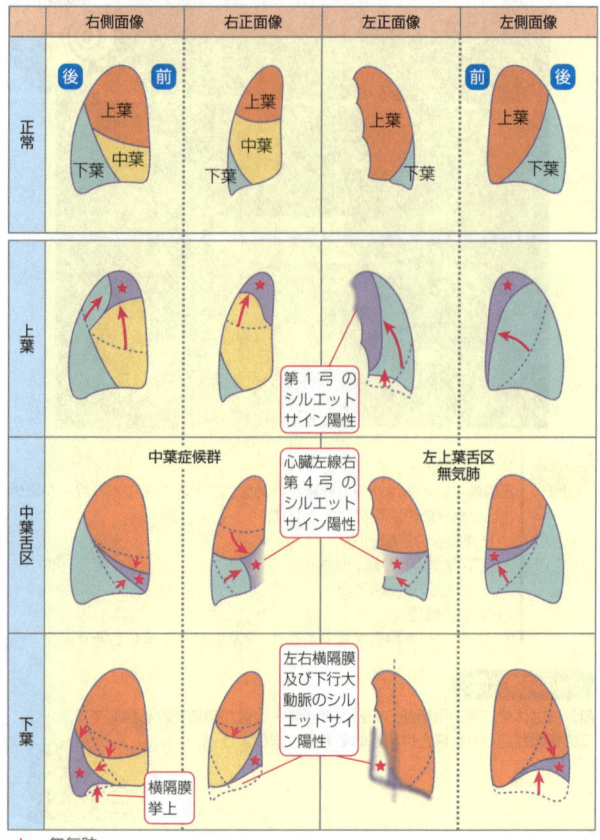

	右側面像	右正面像	左正面像	左側面像
正常	後／前　上葉／中葉／下葉	上葉／中葉／下葉	上葉／下葉	前／後　上葉／下葉
上葉			第1弓のシルエットサイン陽性	
中葉舌区	中葉症候群	心臓左線右第4弓のシルエットサイン陽性		左上葉舌区無気肺
下葉	横隔膜挙上	左右横隔膜及び下行大動脈のシルエットサイン陽性		

★ = 無気肺

医療情報科学研究所編：病気がみえる vol4 呼吸器, メディックメディア, P278, 2007. より引用改変

胸部レントゲン

4 肺炎

肺葉に一致した浸潤影を認める

検査・データ

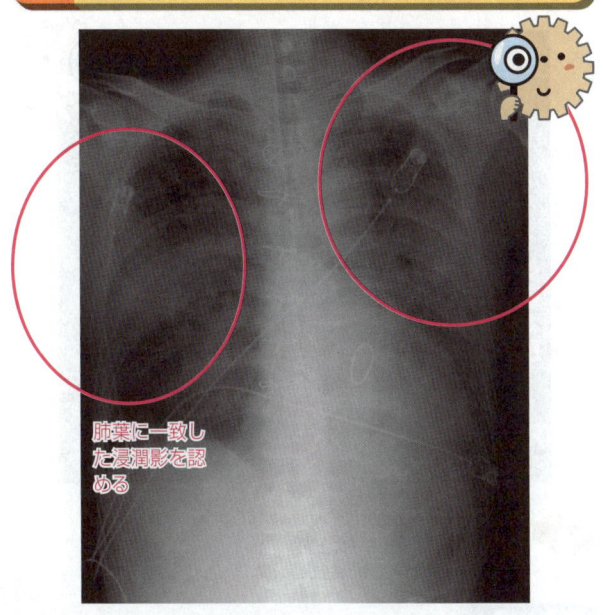

Check Point
1) 肺の葉・区域に一致した浸潤影が末梢まで広がって見えるか？
2) エアブロンコグラムは？

その時離床は

肺炎に対する治療が行われているか確認し，以下を満たしている時は離床を進めていきます．
1) 経時的に見て浸潤影が消失傾向にある
2) 他のデータが改善してきている

胸部レントゲン

5 肺水腫

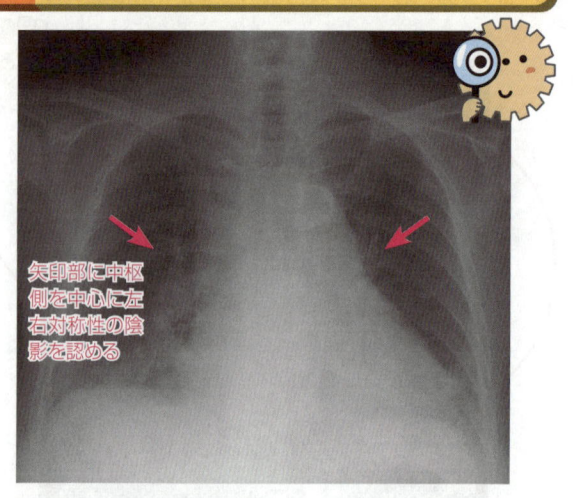

矢印部に中枢側を中心に左右対称性の陰影を認める

Check Point
1) 両肺門部を中心とした透過性低下があるか？
   （バタフライシャドーの出現）
2) 肺静脈陰影が上肺野にも見えるか？

その時離床は

1) 心不全の急性増悪時には離床は控え，いつでも離床が再開できるよう注意深く観察しましょう．
2) 重症呼吸不全の状態であるため，P/F値200以下の状態では，体位変換を慎重に行う必要があります．

関連事項
ポケットマニュアルシリーズ
循環器ケアと早期離床 ▶ CTR ⇨ P101

6　気胸

臓側胸膜の輪郭が見える →

臓側胸膜の輪郭および肋骨横隔膜角の鮮明化を認める

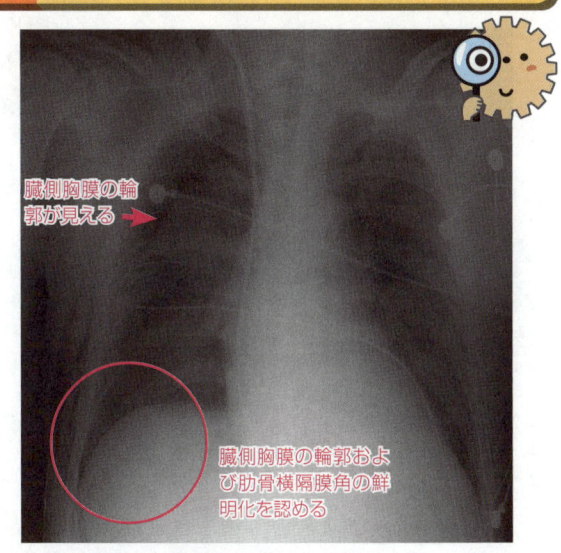

Check Point
1) 臓側胸膜の輪郭が確認できるか？
2) 気胸に陥った部分の透過性亢進・肺紋理の消失が見られるか？
3) 肋骨横隔膜角の深い切れ込み（deep sulcus sign）はあるか？

その時離床は

処置が行われている場合は，機器管理を行いながら離床を進めます．
緊張性気胸の場合は，急激に呼吸・循環動態が悪化します．未処置の場合のバッグバルブマスク換気は禁忌です．

検査・データ

胸部レントゲン

7 胸水

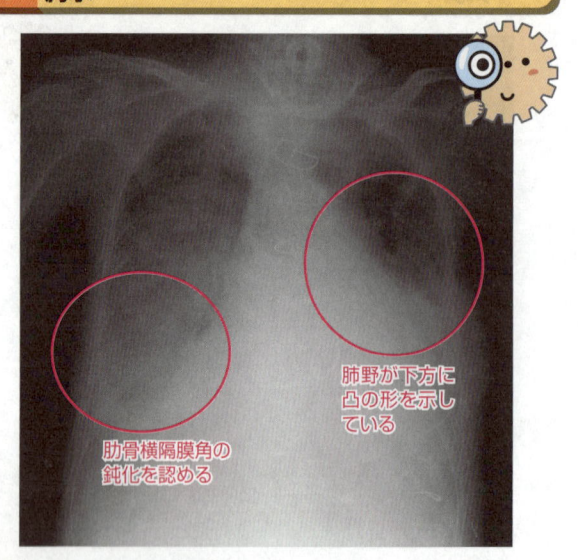

肺野が下方に凸の形を示している

肋骨横隔膜角の鈍化を認める

Check Point
1) 肋骨横隔膜角が鈍化しているか？
2) 肺底部が挙上していないか？
3) 横隔膜辺縁が消失し下方に凸が見えないか？

胸水穿刺後は

端座位保持や陽圧換気等を行い，肺の拡張を促しつつ，離床を進めます．

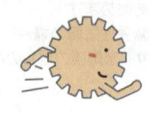

IV-4 | 離床に必要な検査データの読み方
肺機能検査

1 肺気量分画

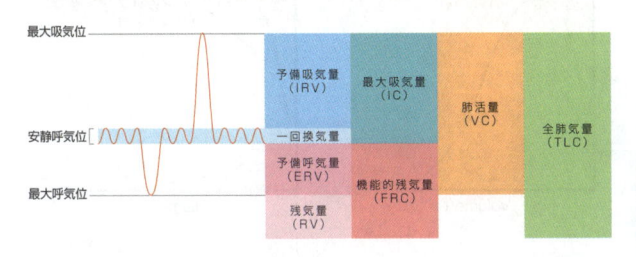

- 最大吸気位
- 安静呼気位
- 最大呼気位

予備吸気量（IRV）
一回換気量
予備呼気量（ERV）
残気量（RV）

最大吸気量（IC）
機能的残気量（FRC）

肺活量（VC）

全肺気量（TLC）

2 換気障害のパターン

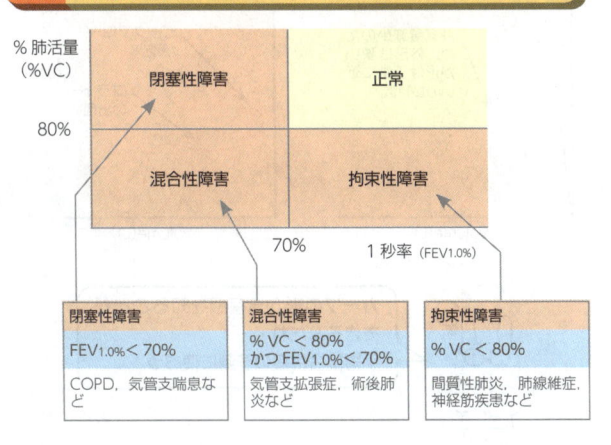

%肺活量（%VC）
- 閉塞性障害
- 正常
- 80%
- 混合性障害
- 拘束性障害
- 70%
- 1秒率（FEV1.0%）

閉塞性障害
$FEV_{1.0}\% < 70\%$
COPD、気管支喘息など

混合性障害
$\%VC < 80\%$
かつ $FEV_{1.0}\% < 70\%$
気管支拡張症、術後肺炎など

拘束性障害
$\%VC < 80\%$
間質性肺炎、肺線維症、神経筋疾患など

3 フローボリューム曲線

■ 正常パターン
Flow(L/sec)

Volume(L)

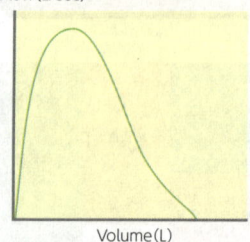

■ 閉塞性障害パターン
Flow(L/sec)

スパイク状のピークフローが出現

Volume(L)

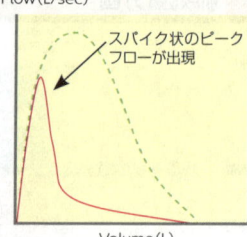

■ 拘束性障害パターン
Flow(L/sec)

肺気量減少のため、外形は狭いが形は正常に近いのが特徴

Volume(L)

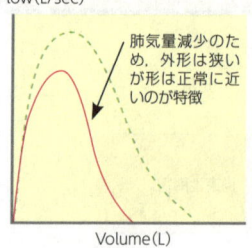

■ 上気道閉塞パターン
Flow(L/sec)

ピークフローが減少

プラトーの出現

Volume(L)

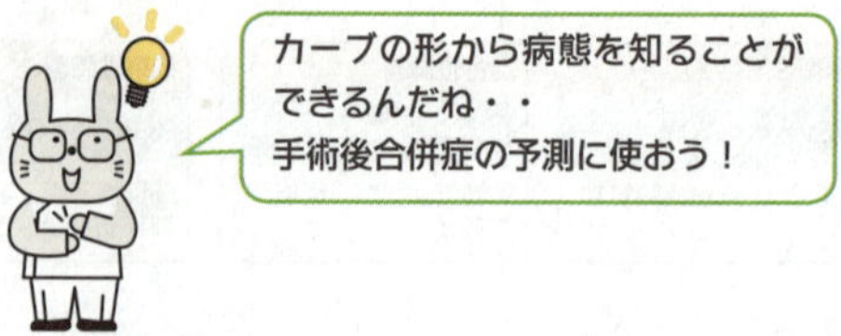

カーブの形から病態を知ることができるんだね・・
手術後合併症の予測に使おう！

肺機能検査

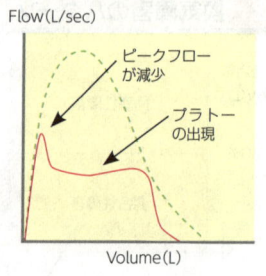

4 COPDを疑わせる指標

1. 肺気量分画			3. フローボリュームカーブ		
VC	3.97	(L)	PEFR	9.0	(L/sec)
FRC	3.59	(L)	$\dot{V}75$	4.3	(L/sec)
TLL	6.25	(L)	$\dot{V}50$	1.6	(L/sec)
RV	2.28	(L)	$\dot{V}25$	0.2	(L/sec)
RV/TLC	36.5	(%)	$\dot{V}50/\dot{V}25$	8	
TV	1.15	(L)			
MVV	106.7	(L/min)			
2. 努力呼出曲線			4. クロージングボリューム		
FVC	3.75	(L)	CV/VC	124.2 (%)	
$FEV_{1.0\%}$	63.7	(%)	CC/TLC	124.7 (%)	
MMF	28.3	(%)	$\triangle N_2$	1.5 (%)	

①······ RV/TLC行
②······ $FEV_{1.0\%}$行
③······ MMF行
④······ $\dot{V}50/\dot{V}25$行
⑤······ CV/VC行
⑥······ $\triangle N_2$行

① 残気率(RV/TLC) ……………………………… 45%以上
② 一秒率($FEV_{1.0\%}$) …………………………… 70%以下
③ 最大中間呼気流量(MMF) ………………… 予測値の65%以下
④ $\dot{V}50/\dot{V}25$ ……………………………………… 3以上
⑤ クロージングボリューム(CV/VC) …… 予測値で100%より大きく増加
⑥ $\triangle N_2$ ………………………………………… 1.5%/L以上
自分で計算する指標
　Air Trapping Index (VC−FVC)/VC ……… 5%以上

5 頸部・胸部所見から予測される肺機能

	異常所見	予測される肺機能
頸部	頸動脈が呼気時のみ怒張し吸気時には虚脱	1秒量＜0.7L
	吸気時の胸鎖乳突筋の緊張亢進	1秒量＜1.0L
	吸気時の中斜角筋の緊張亢進	努力性肺活量＜1.0L
	吸気時の鎖骨上窩の陥没	1秒量＜0.7L
胸郭	上部胸郭の呼吸運動時のポンプハンドルモーションの消失	1秒量＜0.7L, 予測1秒量＜40% 最大呼気流量＜2L
	下部胸郭の呼吸運動時のバケットハンドルモーションの消失	1秒量＜0.7L
	Hoover徴候陽性	1秒量＜0.7L

肺機能検査

V-1 | モニタリング・周辺機器の知識と離床時の留意点

モニター類

1 ベッドサイドモニター

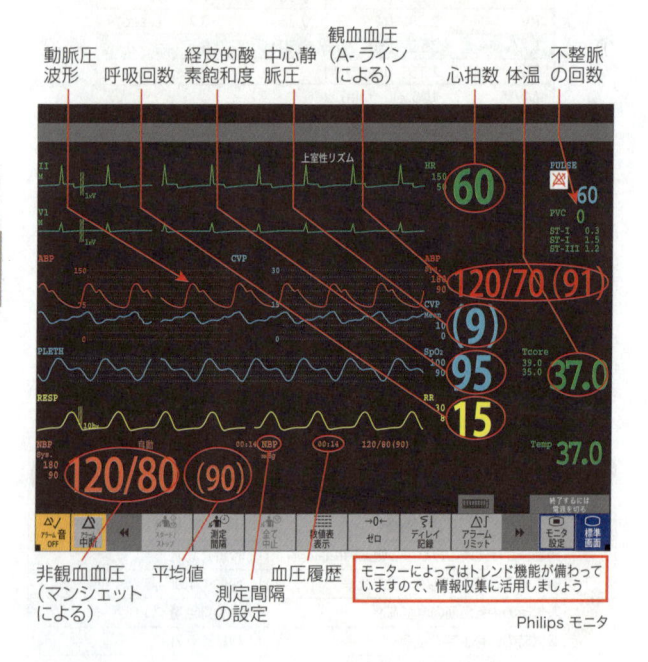

図中ラベル:
- 動脈圧波形
- 呼吸回数
- 経皮的酸素飽和度
- 中心静脈圧
- 観血血圧（A-ラインによる）
- 心拍数
- 体温
- 不整脈の回数

測定値:
- HR 60
- ABP 120/70 (91)
- CVP (9)
- SpO2 95
- RR 15
- Tcore 37.0
- Temp 37.0
- NBP 120/80 (90)

下部ラベル:
- 非観血血圧（マンシェットによる）
- 平均値
- 測定間隔の設定
- 血圧履歴

モニターによってはトレンド機能が備わっていますので、情報収集に活用しましょう

Philips モニタ

054 　モニター類

2 パルスオキシメータ：経皮的動脈血酸素飽和度（SpO_2）

- 非侵襲的・連続的に測定することにより，低酸素血症を早期発見することが可能となります．

使用のポイントと注意点
- SpO_2 90%は PaO_2 約60Torrに相当する
- SpO_2 60%以下では測定値の信頼度が低下する
- SpO_2 99～100%の時は PaO_2 100Torr以上となっている可能性を考慮する（PaO_2 が200から100に低下しても SpO_2 は変化しない）
- 測定部位，末梢循環不全等で測定値に誤差が生じる
- 長期使用時の皮膚損傷に注意する

酸素解離曲線

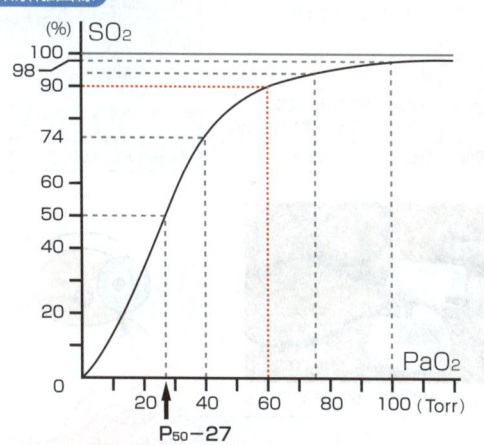

ここがポイント！

末梢側で測定すると結果が得られるまで時間を要します．測定は①全額部②耳朶③手指④足趾の順で選択することが望まれます．

数値に影響を与える因子とその対応

誤差要因	測定値変動	対処法
体動	測定困難	プローブやケーブルを絆創膏で固定(2点固定) プローブ位置の変更(前額部,耳朶) 体動ノイズ除去機能付きの機械を使用
末梢循環障害	測定困難	血流のよい部位にプローブを変更(前額部)
不整脈	測定困難	原疾患の治療
光の干渉	測定困難	装着部位を覆う クリップ式から粘着式プローブへ変更
圧迫	低値もしくは測定困難	クリップ式から粘着式プローブへ変更. 装着部位の変更 プローブの上から絆創膏を強く巻かない
色素製剤	低値	体内から排出されるのを待つ
異常ヘモグロビン	一酸化炭素中毒時…高値 メトヘモグロビン増加時…低値	原疾患の治療
マニキュア	低値もしくは測定困難	マニキュアの除去

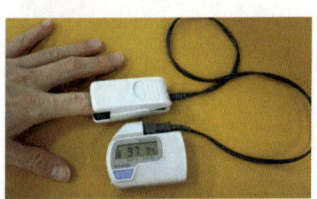

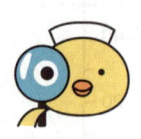

コニカミノルタセンシング(株) PULSOX®-3i

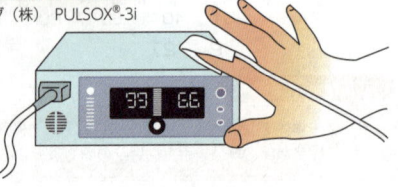

モニター類

3 カプノメータ 呼気二酸化炭素モニター

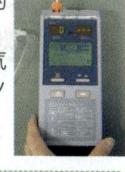

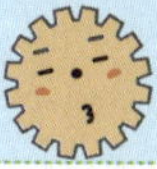

- 呼気ガス中の二酸化炭素濃度を非侵襲的・連続的に測定します.
- 呼気終末二酸化炭素濃度（カプノメトリ）と呼気終末二酸化炭素濃度の経時的変化を波形（カプノグラフ）として表示します.

タイコヘルスケアジャパン（株）N-85

使用のポイントと注意点

- 呼吸・循環機能が正常な場合は$PaCO_2$と$EtCO_2$の相関はよいが, $PaCO_2$より通常2〜5Torr低値を示す
- 呼吸・循環機能が低下している場合は$PaCO_2$と$EtCO_2$の相関は悪い

E_TCO_2に影響を与える因子

	代謝関連	呼吸関連	循環関連	機器関連
$EtCO_2$減少	CO_2産生の低下 ・低体温 ・鎮痛・鎮静	肺胞換気量の増加 ・過換気	肺血流量の減少 ・心停止 ・肺梗塞 ・出血	呼吸回路の外れ 気管チューブの閉塞 過剰な換気量設定
$EtCO_2$増加	CO_2産生の増加 ・発熱 ・疼痛 ・シバリング	肺胞換気量の低下 ・呼吸筋麻痺 ・低換気 ・閉塞性肺疾患	肺血流量の増加 ・心拍出量の増加 ・敗血症	呼吸弁の異常による再呼吸 換気量設定不足

波形パターン

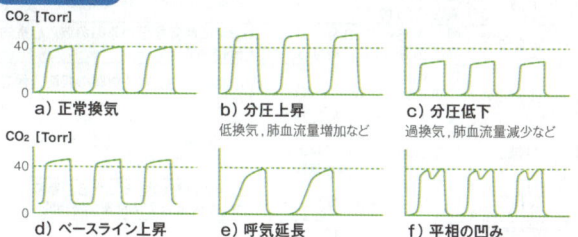

a) 正常換気

b) 分圧上昇
低換気, 肺血流量増加など

c) 分圧低下
過換気, 肺血流量減少など

d) ベースライン上昇
呼気CO_2の再呼吸など

e) 呼気延長
気管チューブ部分閉塞, 気道狭窄など

f) 平相の凹み
ファイティング, 調節呼吸中の自発呼吸の再開など

廣瀬稔　渡辺敏：二酸化炭素濃度と呼気終末二酸化炭素分圧　カプノメータ. Clinical Engineering 14 (6)：P584, 2003. より引用

V-2 | モニタリング・周辺機器の知識と離床時の留意点
心電図モニター

1 刺激伝導系と基本波形

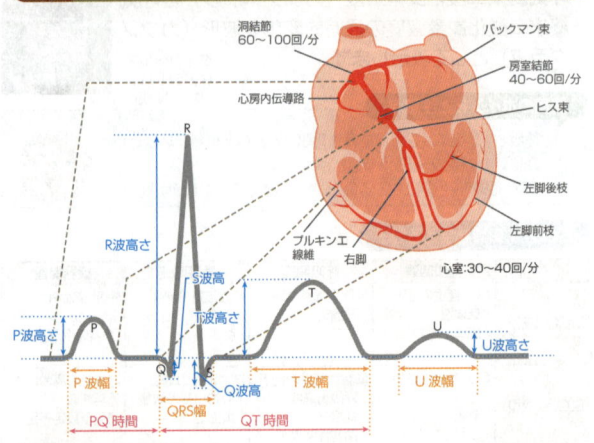

(図：心臓の刺激伝導系と心電図波形)
- 洞結節 60〜100回/分
- バックマン束
- 房室結節 40〜60回/分
- 心房内伝導路
- ヒス束
- 左脚後枝
- 左脚前枝
- プルキンエ線維
- 右脚
- 心室：30〜40回/分

波形ラベル：R波高さ、S波高、T波高さ、P波高さ、U波高さ、Q波高、P波幅、QRS幅、Q波幅、T波幅、U波幅、PQ時間、QT時間

●心電図波形のもつ意味

P波	幅 0.06〜0.10秒 高さ 0.25 mV	心房が収縮する時に出る波形
QRS波	幅 0.06〜0.10秒 高さ 誘導部位にて異なる	心室に電気が伝わる時の波．心室内伝導時間
T波	幅 0.10〜0.25秒 高さ 0.5 mV（四肢誘導） 1.0 mV（胸部誘導）	心臓の収縮を終えた時の収縮過程で生じる
U波	幅 0.16〜0.25秒 高さ 0.05 mV（四肢誘導） 0.1 mV（胸部誘導）	T波の後の小さい波形．低カリウム血症時に見られる
PQ時間	0.12〜0.20秒	心房の興奮の始まりから心室筋が興奮し始めるまでの房室伝導時間
QT時間	0.30〜0.45秒	
ST波		心筋の虚血状態を反映

関連事項 ポケットマニュアルシリーズ『循環器ケアと早期離床』　刺激伝導系と基本波形 ⇒ P074

2　不整脈判別フローチャート

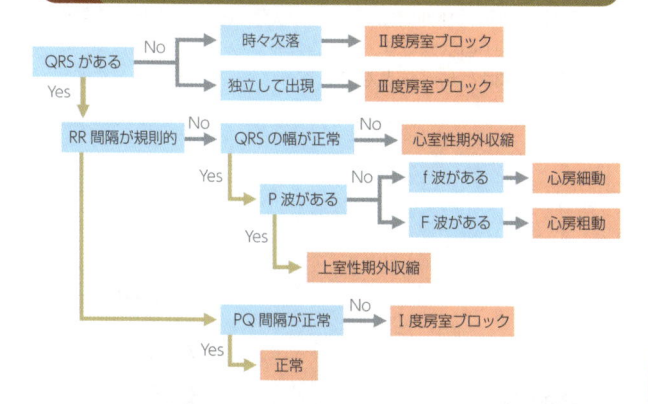

```
QRSがある ──No──┬─ 時々欠落 ────→ Ⅱ度房室ブロック
    │           └─ 独立して出現 ─→ Ⅲ度房室ブロック
   Yes
    ↓
RR間隔が規則的 ──No──→ QRSの幅が正常 ──No──→ 心室性期外収縮
    │                    │
    │                   Yes
    │                    ↓
    │                 P波がある ──No──┬─ f波がある ─→ 心房細動
    │                    │           └─ F波がある ─→ 心房粗動
    │                   Yes
    │                    ↓
    │                 上室性期外収縮
    ↓
PQ間隔が正常 ──No──→ Ⅰ度房室ブロック
    │
   Yes
    ↓
   正常
```

3　離床のリスクから見た不整脈の分類

すぐに救命措置が必要なもの	詳細
・心室細動（Vf）	P060
・心室頻拍（VT）	P060
・Ⅲ度房室ブロック	P061
離床を見合わせるべきもの	
・新たに出現した心房細動（Af）	P062
・心室性期外収縮（PVC）3連発以上　　Lown分類 ・R on T　　　　　　　　　　　　　4B以上を意味する	P064
・上室性発作性頻拍（PSVT）	P063
・心房細動（Af）を伴うＷＰＷ症候群	P065
・モービッツⅡ型房室ブロック	P067
注意深く離床を進めるもの	
・心室性期外収縮（PVC）2連発以下	P064
・心房細動（Af）を伴わないＷＰＷ症候群	P065
・ウェンケバッハ型房室ブロック	P068
・以前より認める心房細動（Af）	P062

心電図モニター

心室細動（Vf）

- 心室筋の興奮性が非常に高まり，心室内のあちこちで電気刺激が起こっている状態です．
- 心拍出量はほとんど0となります．

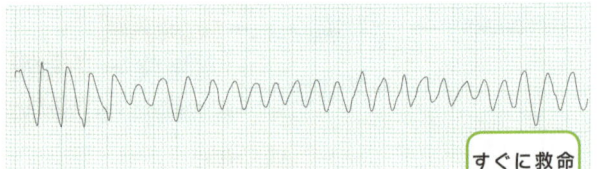

> すぐに救命措置が必要

心室頻拍（VT）

- 心室性期外収縮が3回以上連続して発生し，心拍数が100〜250回/分となるものを指します．
- 血行動態の悪化をきたしやすく，Vfへ移行する危険性もあります．

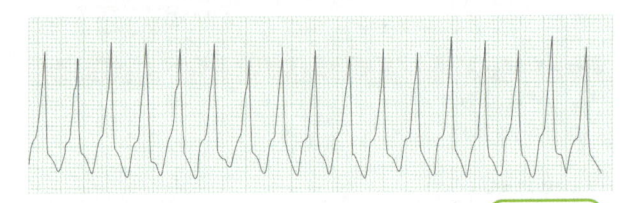

> すぐに救命措置が必要

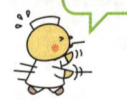

Ⅲ度房室ブロック（完全房室ブロック）

- 房室伝導は完全に断たれ，心拍は房室接合部や心室からの補充調律により保たれています．（房室解離）
- 心拍が極端に低下した場合は Adams − Stokes 発作をきたすことがあります．

P 波は毎分約 60 回の頻度で出現しているのに対し，QRS 波は毎分約 39 回の遅いレートで出現している．両者はまったく無関係に出現しており完全房室解離の状態にある．

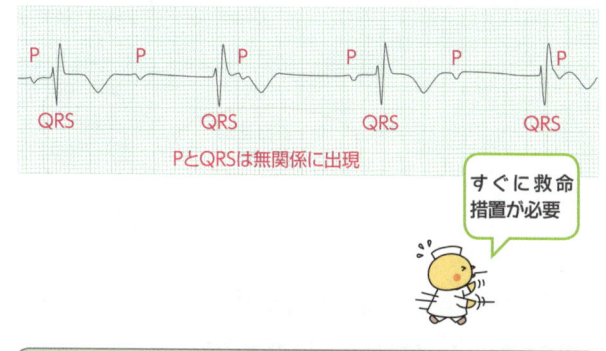

PとQRSは無関係に出現

すぐに救命措置が必要

解析のポイント

☐ P 波と QRS 波が，それぞれ無関係に出現しているか？
☐ P-P 間隔，R-R 間隔はそれぞれ一定か？

離床時の留意点

- ペースメーカーの適応であり，離床は一時見合わせます．
- 急性心筋梗塞を伴って出現したものは致命的な不整脈へ移行しやすいため，体外式ペースメーカーの早期装着を検討します．

心電図モニター

心房細動 (Af)

- 心房の興奮が一定の秩序を失った状態です.
- 突発性のもの（数秒～数日間持続）では動悸などの自覚症状が強く出現します.

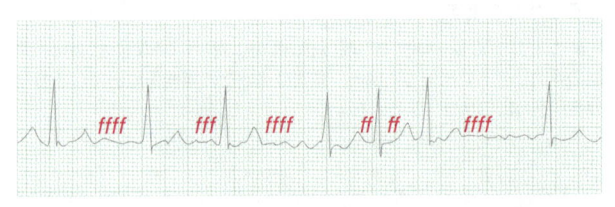

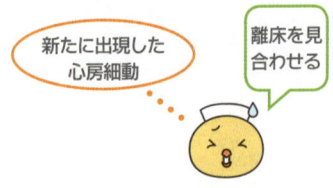

> 新たに出現した心房細動

> 離床を見合わせる

解析のポイント
□ P 波は欠如しているか？
□ 基線に動揺する f 波（400～700/分）がみられるか？
□ R-R 間隔は不規則か？

離床時の留意点

- 術後等で新たに発生した心房細動は離床を一度見合わせます.
- 抗不整脈薬投与後に洞調律を確認でき次第，離床を実施します.

関連事項 ポケットマニュアルシリーズ 循環器ケアと早期離床 ▶ 心房粗動（AF）⇨ P082

心電図モニター

発作性上室性頻拍（PSVT）

- 突然，頻拍を呈する不整脈で，原因の大部分はリエントリー（正常な伝導路以外の伝導路によって刺激がぐるぐる回ること）によるものです．

心拍数167回/分のPSVT，逆行性のP波はQRS波に重なり認められない．

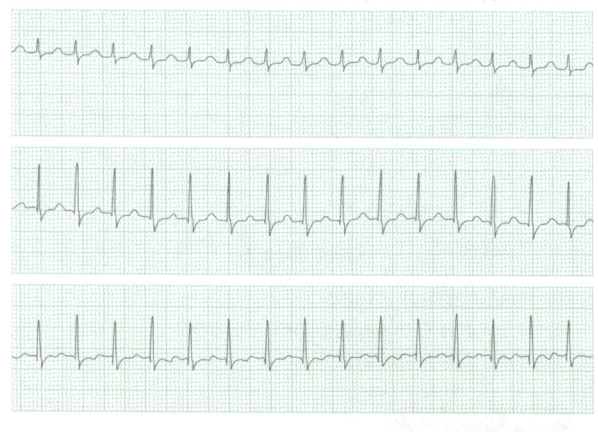

解析のポイント
□ 突然，頻拍になったか？（140〜240回/分）
□ QRS幅は正常か？
□ RR間隔は正常か？

離床時の留意点

離床をすぐに中止し，おさまらなければ迷走神経刺激法，薬物療法を試みます．

心電図モニター

心室性期外収縮(PVC / R on T)

- 心室から発生する異所性興奮による不整脈のひとつです.

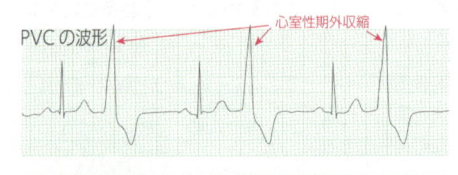

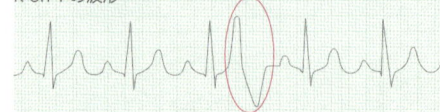

PVCの波形 ← 心室性期外収縮

R on Tの波形

解析のポイント

- □ RR間隔が突然短縮しているか?
- □ 短縮した心拍はQRS幅が広く変形しているか?
- □ 短縮した心拍はP波がないか?

離床時の留意点

- 回数,頻度等により重症度が分類されます
- 基本的にはLown分類4b以上で離床は見合わせます
- 4a以下でも血圧が不安定な症例では,医師に確認しましょう

Lownの分類

grade	特徴
0	期外収縮なし
1	散発性(30/時間 未満)
2	多発性(30/時間 以上)
3	多形成(多源性)
4a	2連発
4b	3連発以上
5	R on T

心電図モニター

早期興奮症候群（WPW症候群, LGL症候群）

- 本来の伝導路以外に副伝導路が存在し，正常の伝導路よりも早く心室の一部が興奮した場合に発生する不整脈です．
- WPW症候群とLGL症候群に分類されます．

WPW症候群

PQ間隔0.11秒で短縮，デルタ波あり，QRS幅0.15秒で延長．V1のQRS幅はR/S≒1でA型とB型の中間となっている．

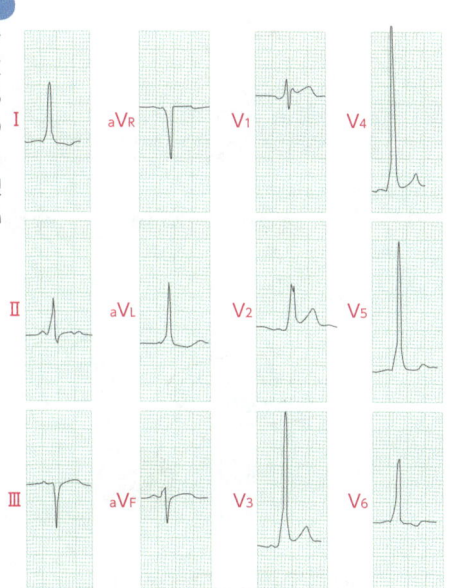

解析のポイント

☐ PQ間隔は短縮しているか？（0.12秒以内）
☐ デルタ波は出現しているか？
☐ 幅広いQRS波を認めるか？

心電図モニター **065**

LGL 症候群

解析のポイント
□ PQ 間隔は短いか？（0.12 秒以内） □ QRS 幅は正常か？

離床時の留意点

- 頻拍発作に移行する可能性（WPW では 40-80％ LGL では 20％）を考慮して，モニター監視下に離床を進めます．
- 心房細動（Af）へ移行した場合は，心室細動（Vf）に発展する危険があるため，救急措置を必要です．

● 早期興奮症候群の鑑別ポイント

	デルタ波	PQ 間隔	QRS 幅	副伝導路
WPW	あり	短い	広い	ケント束
LGL	なし	短い	正常	ジェイムス束

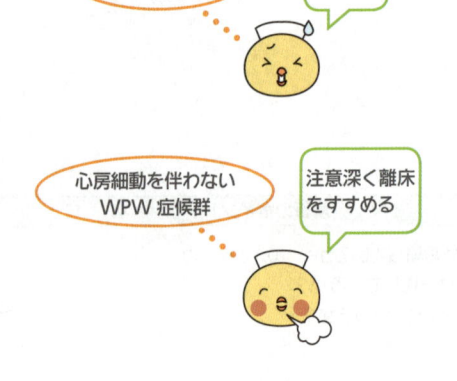

心房細動を伴う WPW 症候群 → 離床を見合わせる

心房細動を伴わない WPW 症候群 → 注意深く離床をすすめる

Ⅱ度房室ブロック（モービッツⅡ型）

- 心房から心室間の伝導障害により，突然 QRS 波が欠落する不整脈です．

Mobitz Ⅱ型の波形
図の左より 1 拍目 2 拍目は PQ 間隔 0.20 秒と一定で 1 対 1 の房室伝導を示しているが，3 つ目の P 波は突然ブロックされ，QRS 波が見られない．続いて 4 つ目から 6 つ目の P 波は再び PQ 間隔 0.20 秒で心室に伝導し，その後再び突然房室伝導途絶をきたしている．

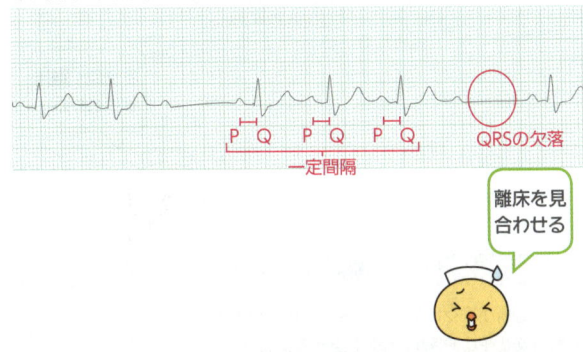

P Q　P Q　P Q　QRSの欠落
一定間隔

離床を見合わせる

解析のポイント

☐ PQ 間隔が一定のまま，突然 QRS 波が欠落しているか？
☐ P 波の間隔は一定か？
☐ QRS 波が欠落した部分の RR 間隔は，欠落していない部分の 2 倍あるか？

離床時の留意点

ペースメーカーの適応であり，離床は一時見合わせます．

モニタ・周辺機器

心電図モニター

Ⅱ度房室ブロック（ウェンケバッハ型）

- 心房から心室間の伝導障害により，次第にPQ間隔が延長した後，QRS波の欠落を認める不整脈です．

Wenckebach型の波

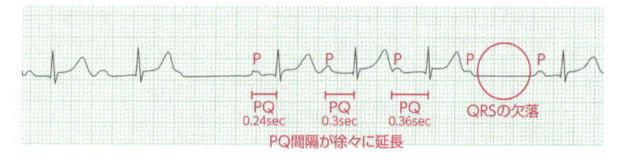

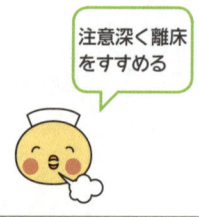

PQ 0.24sec / PQ 0.3sec / PQ 0.36sec
PQ間隔が徐々に延長
QRSの欠落

注意深く離床をすすめる

解析のポイント

☐ PQ間隔が徐々に延長した末，QRS波が脱落しているか？
☐ 脱落後のPQ間隔は正常に戻っているか？

離床時の留意点

単独では離床を制限するものではありませんが，急性心筋梗塞に伴って出現した場合は，より重症なブロックへ移行する危険があり注意が必要です．

関連事項
ポケットマニュアルシリーズ
循環器ケアと早期離床 ▶ 詳しい不整脈 ⇨ P074～091

心電図モニター

V-3 モニタリング・周辺機器の知識と離床時の留意点
ドレーン・点滴

1 ベッドサイドでみられる周辺機器

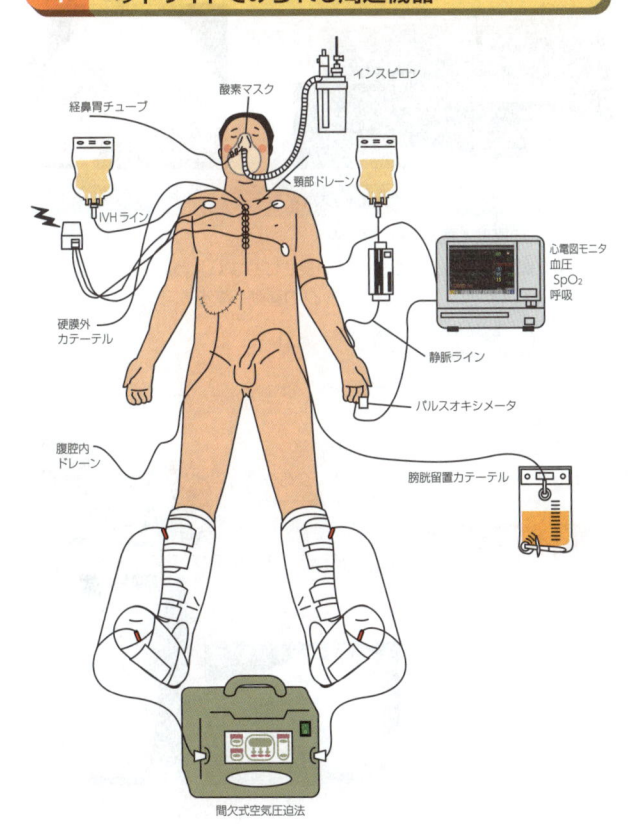

- 経鼻胃チューブ
- 酸素マスク
- インスピロン
- IVHライン
- 頸部ドレーン
- 心電図モニタ / 血圧 / SpO₂ / 呼吸
- 硬膜外カテーテル
- 静脈ライン
- パルスオキシメータ
- 腹腔内ドレーン
- 膀胱留置カテーテル
- 間欠式空気圧迫法

モニタ・周辺機器

ドレーン・点滴

2　固定と管理方法（総論）

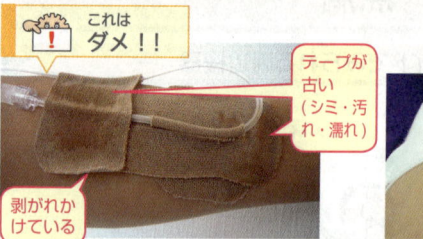

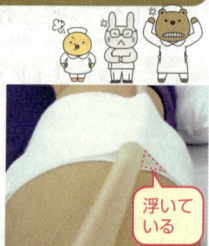

これはダメ!!

- テープが古い（シミ・汚れ・濡れ）
- 剥がれかけている
- 浮いている

チェックポイント

☐ ルートの距離(長さ)は十分か
　→体を動かしても引っ張られない長さにしましょう
　（届かないときは，ドレーンバッグの移動も考慮する）
☐ 固定に問題はないか
☐ 挿入の長さは問題ないか
　→身体を動かした前後に確認しましょう
☐ 高さは適切か
　点滴：挿入部と点滴の滴下筒の落差
　ドレナージバッグ：挿入腔とバッグの落差

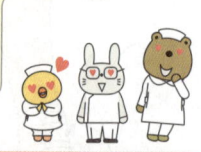

ここがポイント!

固定の原則
①絆創膏の固定はチューブを全周性に巻き込んで貼り付ける（Ω固定）．
②補強のためのクロスで貼る絆創膏はチューブを固定している絆創膏を横断できる長さにする．

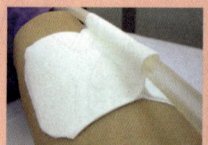

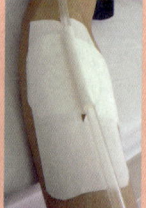

Ω固定　　クロス補強

ドレーン・点滴

3 Aライン (動脈ライン)

チェックポイント

- ☐ 刺入部からの出血はないか
- ☐ 手を動かしても影響がないように固定されているか (ルートが親指にかかっていない)
- ☐ 接続部の緩みはないか
- ☐ 三方活栓の向きは適切か
- ☐ 加圧バックの圧は適切か
- ☐ 圧波形が鈍角になっていないか

正常波形

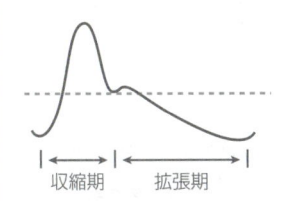

|収縮期|拡張期|

4 輸液ライン

チェックポイント

- ☐ 挿入部の発赤・腫脹はないか
- ☐ 固定は確実か
- ☐ ボトルの高さが維持できているか
- ☐ 不要な側管が付いていないか
- ☐ 接続部の緩みはないか
- ☐ 血液の逆流はないか
- ☐ 指示された量で滴下しているか

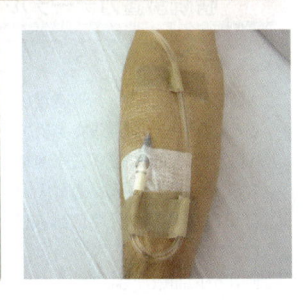

ここがポイント！

鎖骨下にカテーテルが留置されていても，上肢の挙上 (鎖骨の回転) によって抜けることはありません．余分なルートや三方活栓の重み，引っ張られることが原因で抜けやすいので，固定を重視しましょう．また臥位から立位になった場合，落差が小さくなるため滴下数が変動したり，血液の逆流が見られることがあります．閉塞には十分注意しましょう．

ドレーン・点滴

5　胃管

チェックポイント

- □ 鼻翼，頬，着衣への固定がされているか
- □ バッグからの逆流がないか
- □ 排液の性状は正常か（出血がない）
- □ 皮膚への圧迫がないか

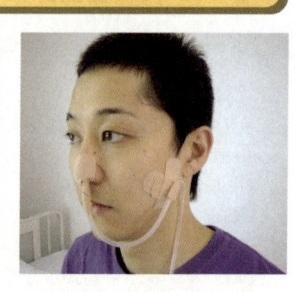

ここがポイント！

排液量が少ない場合は，クランプできないか医師に相談してみましょう．

6　膀胱留置カテーテル

チェックポイント

- □ 大腿部の固定の場合，下肢を動かすことでカテーテルが移動しないか
- □ バッグからの逆流がない高さに維持できているか（カテーテル・蓄尿バッグ）
- □ 床に蓄尿バック（特に排液口）がついていないか
- □ 動作後に血尿がないか

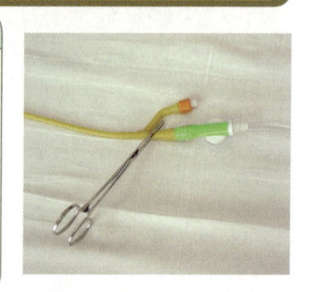

ここがポイント！

基本的にはクランプしませんが，一次的に鉗子でクランプする場合は，図の位置で行います．これより患者側でクランプすると固定水が抜けなくなることがあります．
バッグ付近で固定すると，カテーテル内の尿が逆流，感染のリスクが高まります．

ドレーン・点滴

7 胸腔ドレーン

チェックポイント

- □ 固定は確実か
- □ チューブの長さは十分か
- □ 吸引圧が正常にかかっているか
- □ 水封部に水が定量入っているか
- □ 呼吸性移動（水封室の水面移動）は見られるか
- □ バックから逆流しない高さに維持できているか
- □ バックが傾いていないか

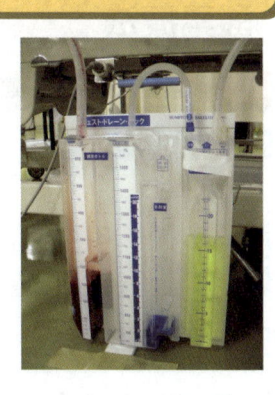

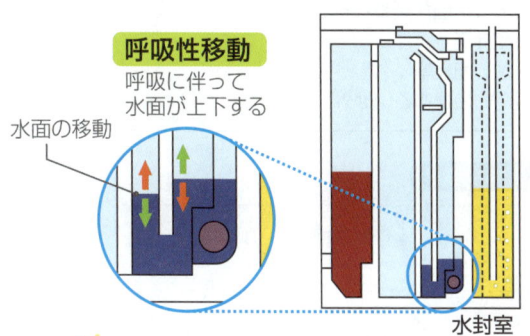

呼吸性移動

呼吸に伴って水面が上下する

水面の移動

水封室

ドレーン・点滴

V-4 モニタリング・周辺機器の知識と離床時の留意点
酸素療法

1 酸素療法の目的・適応

酸素療法の目的

①低酸素症の改善
②呼吸仕事量の軽減
③心仕事量の軽減

酸素療法の適応

①室内気吸入下で $PaO_2 ≦ 60Torr$ あるいは $SpO_2 ≦ 90\%$
②低酸素状態が疑われるとき
③重症外傷
④急性心筋梗塞
⑤短期的治療あるいは外科的処理

PaO_2 と生体の変化

PaO_2	生体の変化
60〜40Torr	心拍数の上昇・微弱 不整脈,血圧低下
40〜20Torr	記銘力の低下,興奮,不穏
20Torr以下	徐脈・昏睡

2 酸素投与器具の特徴

	方法	適応	吸入酸素濃度	特徴	使用のポイント
低流量システム	鼻カニュラ	低濃度の酸素投与（慢性呼吸不全，在宅酸素療法など）	換気状態により変化	利点：食事や会話，痰の喀出の妨げにならず，長期の使用に適す 欠点：鼻閉時や口呼吸では結果が得られない	・酸素流量を上げると鼻粘膜への刺激が強くなる ・鼻汁でも閉塞することがあるため，注意が必要
低流量システム	簡易酸素マスク	中濃度酸素投与（外科手術後や肺炎など）	換気状態により変化	利点：口呼吸でも酸素が供給できる 欠点：会話や食事の妨げになる	・酸素流量は5L/分以上 ・換気状態やマスクのフィッティング ・マスクやゴムによる皮膚トラブルに注意が必要
低流量システム	リザーバー付酸素マスク	高濃度酸素投与（重症呼吸不全，救急領域）	換気状態により変化	利点：高濃度の酸素投与が可能 欠点：比較的大量の酸素流量が必要	・バッグが虚脱した状態で使用すると効果は不十分 ・マスクやゴムによる皮膚トラブルに注意が必要
高流量システム	ベンチュリーマスク	細かい酸素濃度の設定が必要な場合（Ⅱ型呼吸不全など）	一定	利点：患者さんの換気状態にFiO₂が左右されない 欠点：音が大きく圧迫感がある	・50%以上の酸素設定ができない ・マスクやゴムによる皮膚トラブルに注意必要

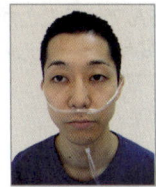

鼻カニュラ 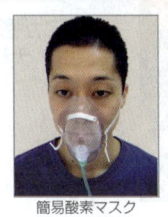　　　簡易酸素マスク 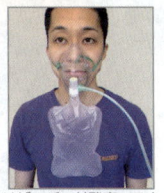　　　リザーバー付酸素マスク

酸素療法

3 酸素流量と吸入酸素濃度の目安

	酸素流量(L/分)	吸入酸素濃度(%)	加湿
鼻カニュラ	1	24	原則不要
	2	28	
	3	32	
	4	36	要加湿
	5	40	
簡易酸素マスク	5〜6	40	
	6〜7	50	
	7〜8	60	
リザーバー付酸素マスク	6	60	
	7	70	
	8	80	
	9	90	
	10	90〜	

●リザーバー付酸素マスク

ここが膨らんでいることが大切なんだよ!

酸素療法

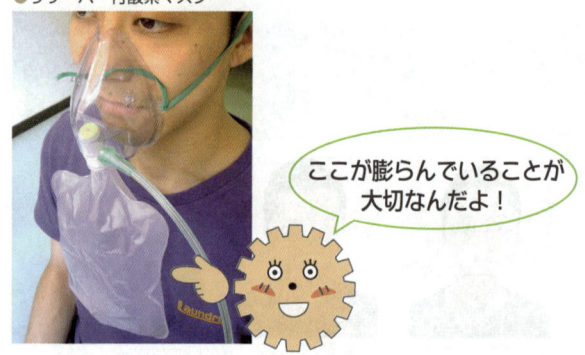

4 酸素投与器具選定方法

- 酸素投与器具の選定は，①必要な FiO_2 の設定，②低流量システムと高流量システムのどちらを使うかの2点を考慮して行います．

1. 必要な FiO_2 の算出

必要な FiO_2 = 現在の FiO_2 × 目標 PaO_2 ÷ 現在の PaO_2

2. 必要な FiO_2 を供給できる酸素投与器具を選択

高濃度の酸素投与によって高炭酸ガス血症が懸念される場合は高流量システム（ベンチュリーマスク）を適応とする

3. 効果判定

酸素を使用する状況（体位・時間帯・覚醒度・安静度）を確認した上で以下を評価
①動脈血酸素分圧（PaO_2）または経皮的酸素飽和度（SpO_2）
②呼吸困難・頻呼吸・頻脈・徐脈・不整脈などの症状の改善

> 例）鼻カニュラ 4L/分投与下で PaO_2 60 Torr.
> PaO_2 80 Torr を目標にしたい場合は何を使用すればいいか？
>
> 必要な FiO_2 = 36 × 80 ÷ 60 = 48%
> 必要な FiO_2 48%を投与できるのは簡易酸素マスク 6〜7L/分となる（P076 参照）

ここがポイント！

あくまでも計算値であるため，実際に効果判定をして，必ず妥当性を検討しましょう．

酸素療法

5 初期酸素投与の実際

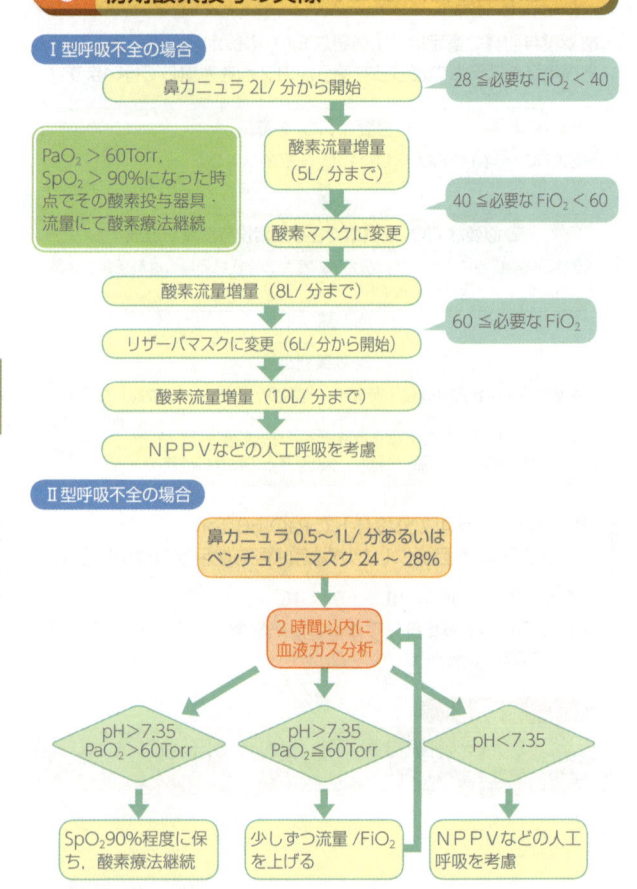

I型呼吸不全の場合

```
鼻カニュラ 2L/分から開始 ── 28 ≦ 必要な FiO₂ < 40
        ↓
[PaO₂ > 60Torr,         酸素流量増量
 SpO₂ > 90%になった時   (5L/分まで)
 点でその酸素投与器具、        ↓
 流量にて酸素療法継続]   酸素マスクに変更 ── 40 ≦ 必要な FiO₂ < 60
        ↓
酸素流量増量(8L/分まで)
        ↓                       ── 60 ≦ 必要な FiO₂
リザーバマスクに変更(6L/分から開始)
        ↓
酸素流量増量(10L/分まで)
        ↓
NPPVなどの人工呼吸を考慮
```

II型呼吸不全の場合

```
鼻カニュラ 0.5〜1L/分あるいは
ベンチュリーマスク 24〜28%
        ↓
2時間以内に血液ガス分析
   ↓        ↓         ↓
pH>7.35   pH>7.35    pH<7.35
PaO₂>60Torr PaO₂≦60Torr
   ↓        ↓         ↓
SpO₂90%程度に  少しずつ流量/FiO₂  NPPVなどの人工
保ち、酸素療法継続  を上げる         呼吸を考慮
```

田畑雅央 黒澤一:酸素流量の決定. 呼吸器ケア冬季増刊号:P141, 2006より引用

6 離床時の留意点

動くと呼吸困難感が出現する場合
- 運動負荷（日常生活動作）に伴い呼吸困難感が出現する場合は，医師と相談し，運動負荷（日常生活動作）時の酸素投与量を検討しましょう．
- 特にCOPDの場合は，酸素過剰投与によるCO_2ナルコーシスに注意が必要です．

酸素ボンベの確認
- 酸素ボンベを使用して離床を行う時は，あと何分もつか確認しましょう．

- 通常酸素ボンベ内の酸素は35℃，約150気圧（kg/L）で充填されている
- 使用するときは必ず内圧を確認し，内圧とボンベの容量をもとに使用時間を確認する

酸素残量の見方
酸素残容量（L）＝ボンベ内圧（kg/cm）×ボンベ容量（L）
　　　　　　　＝ボンベ内圧（MPa）×ボンベ容量（L）×10.2
使用可能時間（分）＝酸素残容量（L）÷酸素使用流量（L/分）

- 搬送時は，予想される搬送時間より30分程度余裕を見込んだ量が酸素ボンベの中にあることを確認

黄色の部分だと要注意
赤色はすぐに交換

呼吸同調酸素供給調節器を使用している場合は電池の残量も要確認

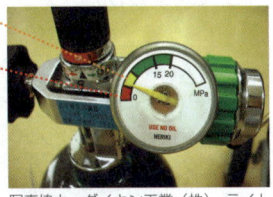

写真協力　ダイキン工業（株）　ライトテックDS20専用流量調整器

モニタ・周辺機器

酸素療法　079

7 酸素ボンベ使用時間の目安

酸素ボンベ使用可能時間早見表

●酸素の使用可能時間　早見表：内容量 3.5 L の場合

内容積 = 3.5L	ボンベの圧力 (kgf/cm²)											
	140	130	120	110	100	90	80	70	60	50	40	30
	ボンベ圧力 (MPa) *1MPa = 10kgf/cm² とする　(本来 1MPa = 10.2kgf/cm²)											
酸素 流量 (L/分)	14	13	12	11	10	9	8	7	6	5	4	3
0.5	980	910	840	770	700	630	560	490	420	350	280	210
1	490	455	420	385	350	315	280	245	210	175	140	105
2	245	228	210	193	175	158	140	123	105	88	70	53
3	163	152	140	128	117	105	93	82	70	58	47	35
4	123	114	105	96	88	79	70	61	53	44	35	26
5	98	91	84	77	70	63	56	49	42	35	28	21
6	82	76	70	64	58	53	47	41	35	29	23	18
7	70	65	60	55	50	45	40	35	30	25	20	15
8	61	57	53	48	44	39	35	31	26	22	18	13
9	54	51	47	43	39	35	31	27	23	19	16	12
10	49	46	42	39	35	32	28	25	21	18	14	11

■ 使用可能時間が 30 ～ 45 分　　■ 使用可能時間が 30 分以下　　(分)

●使用可能時間 計算例

内容積 3.5L 表示値 5MPa の場合
残容量 (L)：3.5×5×10.2 = 178.5
2L/ 分で流した場合
178.5÷2 = 89.25 (分)

内容積 3.5L 表示値 100kgf/cm² の場合
残容量 (L)：3.5×100 = 350
6L/ 分で流した場合
350÷6 = 58 (分)

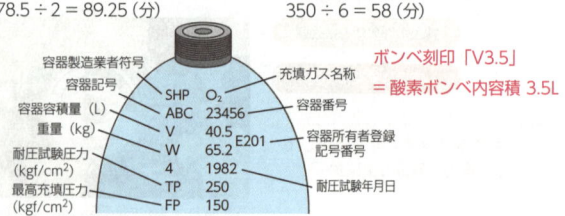

容器製造業者符号 — SHP　O₂ — 充填ガス種類
容器記号 — ABC　23456 — 容器番号
容器容積量 (L) — V　40.5
重量 (kg) — W　65.2　E201 — 容器所有者登録記号番号
耐圧試験圧力 (kgf/cm²) — 4　1982
最高充填圧力 — TP　250 — 耐圧試験年月日
— FP　150

ボンベ刻印「V3.5」
＝ 酸素ボンベ内容積 3.5L

横堀潤子：酸素ボンベの使い方を知りたい：Expert Nurse23, P50 - 51, 2007. より引用

酸素ボンベ使用時間のめやす（同調モードで使用した場合）

● 19.6MPa（200kg/cm²）充填の場合

設定流量 （L/分）	酸素ボンベタイプ								
	DF1020A	DF2020A	212C	302C	S型	M型	L型	CM型	CL型
0.25	11時間45分	23時間20分	25時間	35時間50分	8時間	12時間40分	28時間	12時間40分	23時間20分
0.5	5時間40分	11時間40分	12時間30分	17時間40分	4時間	6時間20分	14時間	6時間20分	11時間40分
0.75	3時間50分	7時間20分	8時間20分	11時間50分	2時間40分	4時間10分	9時間20分	4時間10分	7時間20分
1	2時間50分	5時間40分	6時間40分	8時間30分	2時間	3時間	7時間	3時間	5時間40分
1.5	1時間50分	3時間40分	4時間20分	5時間50分	1時間20分	2時間	4時間20分	2時間	3時間40分
2	1時間10分	2時間20分	3時間	4時間20分	1時間	1時間20分	3時間	1時間20分	2時間20分
2.5	50分	2時間	2時間20分	3時間30分	45分	1時間	2時間20分	1時間	2時間
3	50分	1時間40分	2時間	2時間50分	40分	1時間	2時間	1時間	1時間40分
4	40分	1時間20分	1時間50分	2時間10分	-	45分	1時間40分	45分	1時間20分
5	40分	1時間	1時間10分	1時間40分	-	40分	1時間20分	40分	1時間
6	-	50分	1時間	1時間30分	-	-	1時間	-	50分
7*	-	-	40分	50分	1時間10分	-	-	50分	-	40分
8*	-	-	40分	40分	1時間	-	-	40分	-	40分
10*	-	-	-	40分	50分	-	-	40分	-	-

*10L/分タイプの流量設定器の設定可能流量です.
帝人ファーマ（株）社製 サンソセーバー®Ⅱ取り扱い説明書より引用

> **注意！** 使い方によって使用時間は異なるため, 患者さんのペースを把握しましょう.

上記の時間はあくまで目安です. 使用前には, 必ず残量を確認して下さい.

ここがポイント！

同調モードとは？
在宅酸素の患者さんに使用されます. 患者さんの吸気を感知し, 吸気毎に設定量の酸素を供給するシステムです. 呼気時に酸素が流れていないため, ボンベの消費量が少なくなります. 同設定流量で連続モードと比較すると約3倍の時間, 長持ちします.

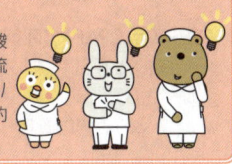

酸素療法

V-5 モニタリング・周辺機器の知識と離床時の留意点
人工呼吸器

1 換気モードと補助機能

<換気モード>
調整呼吸（CMV：持続的強制換気 ≒ IPPV, CPPV, VC）
- 吸気の量・回数も機械的に管理するモード

間欠的な補助呼吸（SIMV）
- 決められた回数の強制換気以外は，患者さんが自由に呼吸できるモード

自発呼吸（≒ CPAP）
- 患者さんの自発的な呼吸を基本に，さまざまな補助を加えられるモード

<補助機能>
圧サポート（PS ≒ ASB）
- 自発的な吸気の時，一定の陽圧をかけて吸気を助けるもの（吐くタイミングは患者さん自身）

PEEP（≒ CPAP）（呼気終末陽圧法）
- 持続的に呼気終末に陽圧をかけ，肺胞や末梢気道の虚脱を防ぐもの
- 酸素化の改善に有用

2 PCVとVCV

- 調節呼吸（CMV）と補助呼吸（SIMV）の場合，人工呼吸器で補助する動きは下記の2種類に分けられます．

従圧式換気：PCV(pressure Control Ventilation)
最大吸気圧まで吸気を送り，設定された吸気時間内は圧を保持して呼気に移行します．

従量式換気：VCV(Volume Control Ventilation)
設定した換気量を送り，呼気に移行します．

> **まずはここに注意！**
> 従圧式：十分な換気量が確保されているか？
> 従量式：気道内圧に異常がないか？

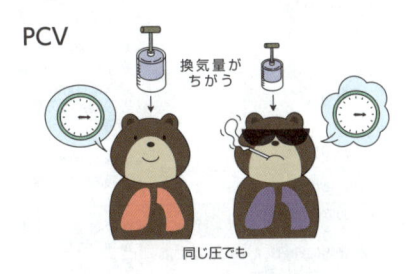

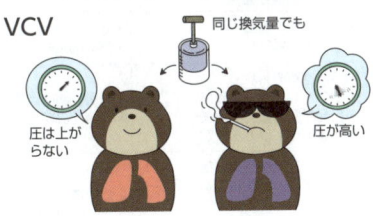

PCV

換気量がちがう

同じ圧でも

VCV

同じ換気量でも

圧は上がらない　　圧が高い

人工呼吸器　083

3 アラームの種類・原因・対処

- 各種アラームには必ず原因があります．落ち着いて対応しましょう．

●人工呼吸器アラームの種類，原因，対処

アラーム	原因	対処方法
気道内圧上限	・咳嗽，ファイティング，分泌物の貯留 ・肺のコンプライアンスの低下 ・吸気ラインの閉塞 ・人工鼻の目詰まり	・気管内吸引 ・用手換気でも改善しない→大至急医師を呼ぶ ・呼吸器設定の変更，鎮静の調整 ・回路の点検 ・痰が多く，人工鼻が目詰まりするなら，加温加湿器に変更
気道内圧下限	・回路のリーク・接続の外れ ・呼気弁の不良 ・カフリーク・破損，事故抜管 ・呼吸努力の低下	・リークの改善 ・呼気弁の再装着・交換 ・カフ圧確認，カフ破損の場合はチューブ交換 ・呼吸器設定の変更
高換気量	・咳嗽，ファイティング，分泌物の貯留	・気管内吸引 ・用手換気でも改善しない→大至急医師を呼ぶ ・呼吸器設定の変更，鎮静の調整 ・回路の点検
低換気量	・回路のリーク ・気管チューブのカフリーク・破損 ・自己換気量の低下	・回路の点検 ・呼吸器設定の変更
呼吸回数過多	・呼吸回数の増加 ・トリガー過敏 ・蛇管内に貯留した水の移動によるオートトリガー	・呼吸器設定の変更 ・鎮静の調整 ・結露の除去
呼吸回数減少	・自発呼吸の減弱 ・トリガー鈍感	・呼吸器設定の変更 ・鎮静の調整
無呼吸	・呼吸回路の外れ ・フローセンサーの異常 ・自発呼吸の減弱，消失 ・不適切なトリガー設定	・呼吸回路の点検 ・呼吸器設定の変更
電源アラーム	・コンセントから抜けた ・バッテリー動作後のバッテリー切れ ・停電，配管の故障 ・機械の故障	・無停電コンセントへの接続 ・呼吸器の変更

アラームが鳴ったらこう動こう！

① 消音
② アラーム内容の確認
③ 患者さんの呼吸の確保（用手換気）
④ 原因究明
⑤ 対応
⑥ リセットボタン
⑦ 対応後の観察，確認

ここが ポイント！

アラームの原因は「呼吸器の問題」「患者さんの問題」に大別されます．すぐに解決できない場合は患者さんの安全を確保（用手換気）し，医師，臨床工学技士に報告しましょう．また患者さんの状態に応じたアラーム設定を行いましょう（初期設定のままにしないように…）

● アラーム設定の目安一覧

アラーム内容 換気モード	気道内圧		気道内圧		気道内圧	
	アラーム上限	アラーム下限	アラーム上限	アラーム下限	アラーム上限	アラーム下限
強制換気 （従量式）	経過している数値の20〜30％増 ※最高でも40mmHg	経過している数値の20〜30％減	経過している数値の20〜30％増	設定した分時換気量（TV × RR）の10％減	経過している数値の20〜30％増	設定換気回数
強制換気 （従圧式）	設定圧の10％増	設定圧の10％減	経過している数値の20〜30％増	経過している数値の20〜30％増	経過している数値の20〜30％増	設定換気回数
SIMV （従量式）	強制換気時の数値の20〜30％増 ※最高でも40mmHg	設定PEEP値の10〜20％減	経過している数値の20〜30％増	分時強制換気量の値（TV × SIMV回数）	経過している数値の20〜30％増	最低でも設定換気回数
SIMV （従圧式）	設定圧の10％増	設定PEEP値の10〜20％減	経過している数値の20〜30％増	経過している数値の20〜30％増	経過している数値の20〜30％増	最低でも設定換気回数
CPAPまたは PS + PEEP	経過している数値の20〜30％増	設定PEEP値の10〜20％減	経過している数値の20〜30％増	経過している数値の20〜30％減	経過している数値の20〜30％増	経過している数値の20〜30％減

浦里博史：人工呼吸器の仕組みと使い方．人工呼吸ケア「なぜ・何」大百科（道又元裕編），照林社，P405, 2005. より引用

モニタ・周辺機器

人工呼吸器

4 人工呼吸器のフロー波形

正常波形

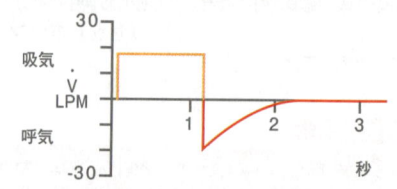

角度が急なほど流れる勢いが速い

深呼吸した時

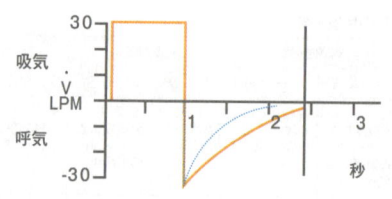

角度が緩やかなほど，流れる勢いが遅い

フロー波形の異常

①呼気延長

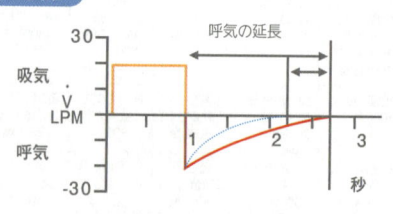

呼気の延長

閉塞性肺疾患など

086 　人工呼吸器

フロー波形の異常

②呼気終了前に吸気に転じた場合

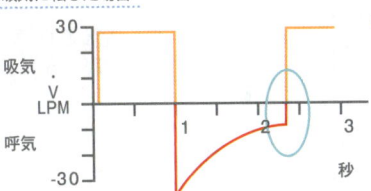

③吸気終了前に呼気に転じた場合

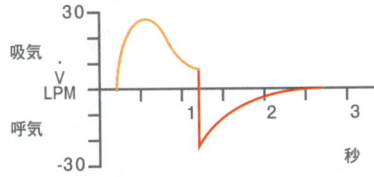

④吸気が呼気に転じるタイミングが遅い場合

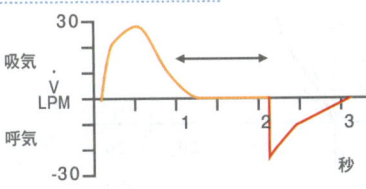

⑤回路のリークがある場合

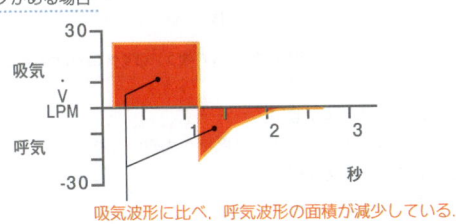

吸気波形に比べ，呼気波形の面積が減少している．

人工呼吸器　087

5 圧・換気量曲線 (P-V loop)

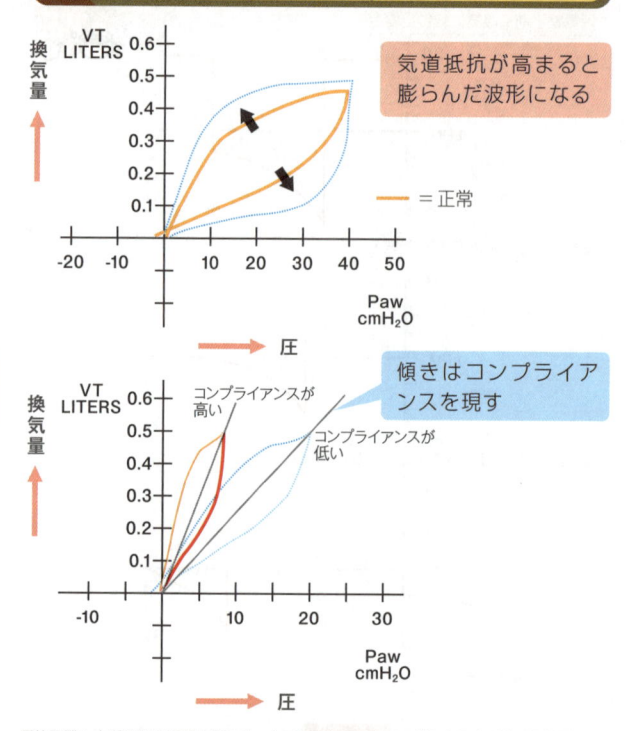

気道抵抗が高まると膨らんだ波形になる

＝正常

傾きはコンプライアンスを現す

コンプライアンスが高い

コンプライアンスが低い

日比野聡：人呼吸器の原理と使い方．人工呼吸ケアのすべてがわかる本（道又元裕編），照林社，P45，2001．より引用改変

コンプライアンスが低い
＝肺が固く空気が入る時に抵抗が大きい
コンプライアンスが高い
＝肺が柔らかく抵抗が小さい

6 離床時の留意点

❗ これだけは回避しよう

■ **事故抜去**

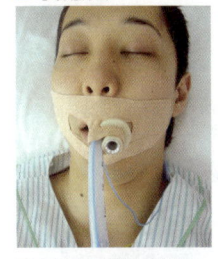

対策
- チューブの固定を行う
- 呼吸器回路の調節を行う

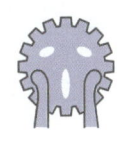

■ **気管切開部の刺激**

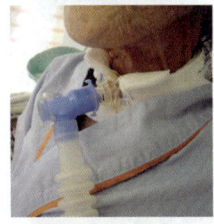

対策
- チューブの移動によって気管切開部へ刺激がかからないよう極力注意する（必要であれば，切開部とチューブの根元もバンドで固定）．
- 閉鎖式吸引回路は特に，重量が重いため配慮しておく．

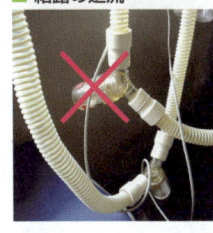

■ **結露の逆流**

対策
- ウォータートラップを気管切開部より上にしない（結露が逆流するため）．
- 蛇管を気管切開部より上に固定しない．
- ウォータートラップが蛇腹の最も低い位置になるよう調節する．

人工呼吸器

V-6 モニタリング・周辺機器の知識と離床時の留意点
NPPV（非侵襲的陽圧呼吸）

1 代表的な換気モードとアラーム

NPPV の代表的な換気モード

モード	特徴
S モード (spontaneous)	自発モードのみを補助する．いわゆる IPPV の補助換気に相当
S/T モード (Spontaneous/Timed)	主として自発呼吸を補助するが，設定時間内に呼吸を行わない場合に人工換気を行う
T モード (Timed)	時間で IPAP と EPAP を切り替える．いわゆる IPPV の調節換気に相当
CPAP モード (continuous positive airway pressure)	吸気・呼気ともに一定の圧をかける

IPAP：吸気時の圧　　EPAP：呼気時の圧

よく発生するアラームと対処方法（BiPAP® Vision の場合）

アラーム	原因	対応方法
気道内圧上限 (Hi P)	・不適切なアラーム設定 ・呼気時に咳をした	・気道内圧上限設定の見直し
気道内圧下限 (Lo P)	・回路の不接続・大量のリーク ・供給フローの低下 ・不適切な低圧ディレイ設定 ・不適切なアラーム設定	・呼吸回路・マスクからの漏れを確認・調整 ・呼吸回路閉塞確認，呼気フィルタの詰まり確認 ・気道内圧下限設定が短い ・気道内圧下限設定の見直し
無呼吸 (Apnea)	・自発呼吸が感知できない ・不適切なアラーム設定	・容態確認（自発呼吸が浅すぎていないか？） ・回路リークによるトリガー不良であれば修正 ・自発呼吸がまったくない場合は医師に指示を求める
分時換気量下限 (Lo Min Vent)	・回路の不接続，大量のリーク ・呼吸回数または 1 回換気量低下 ・不適切なアラーム設定	・呼吸回路・マスクからの漏れを確認・調整 ・分時換気量下限，1 回換気量を確認 ・分時換気量下限設定の見直し
呼吸回数上限 (Hi Rate)	・呼吸回数上昇 ・不適切なアラーム設定	・呼吸回数の確認 ・呼吸回数上限設定の見直し
呼吸回数下限 (Lo Rate)	・呼吸回数減少 ・吸気をトリガーできない ・不適切なアラーム設定	・呼吸回数の確認 ・呼吸回路・マスクからの漏れを確認・調整 ・呼吸回数下限設定が多くないか確認

谷井千鶴子：NPPV. 人工呼吸ケア「なぜ・何」大百科（道又元裕編）．照林社，P179,2005.
より引用改変

2 マスクの種類と選択

マスクの種類

■ トータルフェイスマスク（顔面を覆うタイプ）

- フルフェイスマスクでのフィッティングが不十分な場合に選択する．
- パフォーマックスはサイズが2種類あり（S／L）顔の大きさによって選択でき，トータルフェイスマスクにくらべ死腔が少なく，より換気効率が良い

Total™ Face Mask

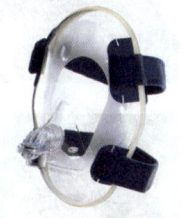

写真提供　フジ・レスピロニクス（株）

Perfor Max™

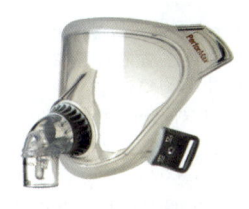

写真提供　フジ・レスピロニクス（株）

■ フルフェイスマスク（鼻と口を覆うタイプ）

- 急性期で使用頻度が高い

■ 鼻マスク（鼻を覆うタイプ）

- 状態が安定している，または慢性期の方向き．開口するとリークが発生し換気不十分となりやすい

Comfort Gel™ Full

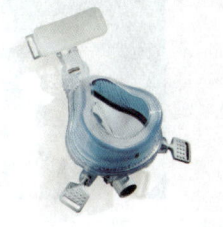

写真提供　フジ・レスピロニクス（株）

Comfort Fusion™

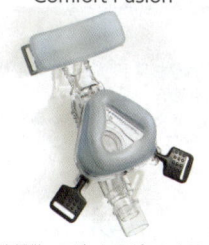

写真提供　フジ・レスピロニクス（株）

NPPV（非浸襲的陽圧呼吸）

3　マスクの装着手順

① 気道がしっかり確保されているか確認する．
（下顎が下がっていないか・枕の高さ・位置）
② 下唇の下をベースに顔に対してマスクが平行になるように鼻梁までマスククッションを当てる．
③ マスクを医療者が保持した状態で作動させ，呼吸のタイミングを促す．
恐怖感を与えないためにマスクの下方を持つ．
④ 額部分に当たるようにサポートアームを調節し，左右均等になるように上下ベルトを締める．
⑤ 上部のストラップはしっかり止めて，下部のストラップは指が2本入るぐらいに調整する．
⑥ マスク周囲からリークがないかを確認する．リークがある場合はサポートアーム調整を行う．
（口側リーク：上方へ　目側リーク：下方へ）
⑦ 若干のリークは器械が補正するため，ベルトを締めすぎないよう注意する．

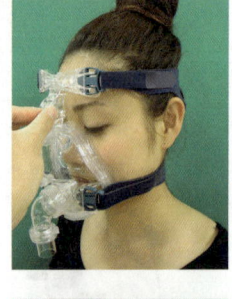

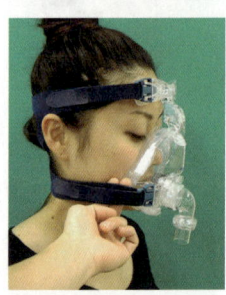

ここがポイント！

- 初回時はストラップを固定せず試すのもよいでしょう．
- 入れ歯を使用している患者さんの場合，入れたほうがフィッティングが良くなります．

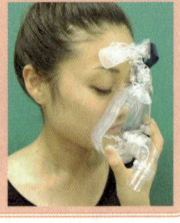

写真協力アイ・エム・アイ（株）RESMED　ウルトラミラージュ™ NV　フルフェイスマスク

NPPV（非浸襲的陽圧呼吸）

4 マスク装着時のチェックポイント

- NPPVの使用を成功させるためにも,上手くマスクを装着することが重要です.
- 手順に沿って装着しましょう.

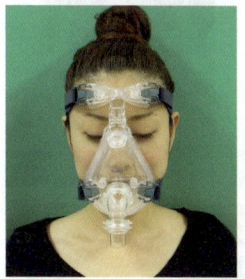

チェックポイント

- ☐ 左右対称かどうか
- ☐ 唇にマスクがかかっていないか
- ☐ ストラップを締めすぎて唇が引っ張られていないか
- ☐ マスクが目に接触していないか

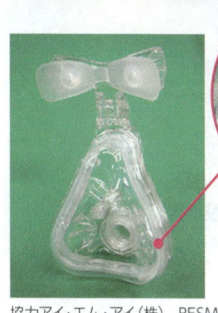

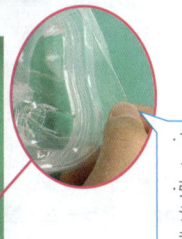

・フラップは,膨らんでエアークッションになります.
・強くおさえすぎるとクッションの役割が損なわれます.

協力アイ・エム・アイ(株) RESMED ウルトラミラージュ™ NV フルフェイスマスク

ここに注意!!

・体格でサイズを決めず,初回は必ずゲージで測定しましょう.
・10分装着後にマスクの接触部分を観察し,発赤があれば,あらかじめ保護シートなどで対応しましょう.
・密閉は発疹の原因になります.また,押さえつけすぎると皮膚潰瘍をつくる原因になるので注意が必要です.

NPPV(非浸襲的陽圧呼吸)

モニタ・周辺機器

5 離床時の留意点

チェックポイント

- □ マスクのズレがないか
- □ リークが多く，換気が不十分になっていないか
- □ マスクチューブを引っ張りすぎていないか
- □ 排痰を希望していないか
- □ 呼吸困難感等が出現していないか

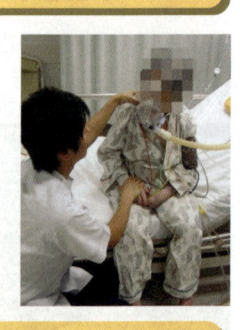

6 プラズマシークエンス

人工呼吸装着患者における離床の流れ

● PLASMA sequence（プラズマ シークエンス）（日本離床研究会による）

P Physical Evaluation … 離床前の評価
循環機能や呼吸機能など，離床を行ってよい状態か多角的に評価しましょう

L Line … ライン類の確認
事故抜去の回避を目的に，Head Up や端座位を想定してライン類の整理と固定・ルートの長さをしっかり確保しましょう

A Alarm and setting …アラーム・設定確認
離床のリスクに対応できるように，各パラメータの上限・下限アラームや血圧測定間隔などを確認しましょう

S Suctioning …カフ圧の確認と吸引
適切な換気の維持・誤嚥の予防目的に，カフ圧の確認と気管・口腔内・カフ上部の吸引をしっかり行いましょう

M Mobilization …座位・立位・歩行
適切な介助量で患者さんの自立を促しましょう

A Assesment …離床後の再評価
バイタルサイン等の変動は許容範囲内か確認しましょう
離床前後のパラメータを比較し有効性を評価しましょう

7 ウィーニングプロトコール

施行にあたっての注意！ 下記のプロトコルは一例です．各施設で話し合い適切な基準を設けましょう．

自発呼吸トライアル（Spontaneous breathing trial）

- もともとの肺疾患は改善傾向か？
- 循環動態は安定しているか？
- 咳反射は十分か？
- 十分覚醒しているか？栄養状態は良好か？
- $PaO_2/FiO_2>200$
- $PEEP≤5cmH_2O$　$PS≤5～10cmH_2O$
- 2分間の自発呼吸トライアルで呼吸回数/1回換気量≦105（bpm/L）

⬇ 上記吟味した上で

- 自発呼吸トライアル（Spontaneous breathing trial）
- Tピース or $5cmH_2O$ のCPAP or $5～10cmH_2O$ のPS 30程度

⬇ その結果

- 呼吸回数＞35回/分
- $SaO_2<90\%$ or $PH<7.32$ or $PaCO_2$ 10以上 増加
- 脈拍数＞140回/min or 20%以上の増加
- SBP＞180mmHg または＜90mmHg または20%以上の変化
- 呼吸回数/1回換気量＞105
- 不穏，興奮，意識低下，冷汗の出現
- 呼吸補助筋の使用増加，シーソー呼吸の出現

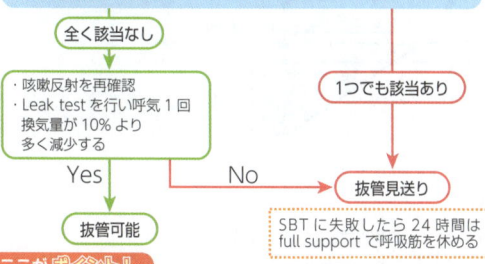

【全く該当なし】

- 咳嗽反射を再確認
- Leak testを行い呼気1回換気量が10%より多く減少する

Yes → 抜管可能

No → 抜管見送り

【1つでも該当あり】 → 抜管見送り

SBTに失敗したら24時間はfull supportで呼吸筋を休める

ここがポイント！

COPDの患者さんではSBT不成功例でもNIV（非侵襲的人工換気）への移行を考慮する場合があります．
Leak testを行う場合には，人工呼吸器のモードをSIMVに戻し，カフの空気を抜いてから行いましょう．

NPPV（非浸襲的陽圧呼吸）

8 ウィーニングの指標(RSB・P0.1)

RSB:Rapid Shallow Breathing

RSB =回数容量比(呼吸回数(f)/一回換気量(V_T))

- RSB < 100 80%がウィーニング成功
- RSB > 100 95%がウィーニング移行不能

> **ここに注意!!**
> 疲労した患者さんは一回換気量を下げて呼吸回数を上げるため,RSBが上昇.
> RSBだけをウィーニングの判断にしない

P0.1

- 自発吸気開始の瞬間から0.1秒,呼気弁を閉塞し,その時に生じる吸気陰圧を測定します.
- P0.1は呼吸中枢活動を反映しているとされます.

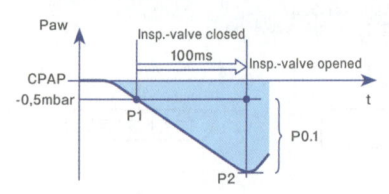

ドレーゲル・メディカルジャパン株式会社資料より

人工呼吸下

-0,7 mbar	患者さんはいい状態ではない
	管理が必要

自発呼吸下

-3,0 mbar	患者さんはいい状態
-6,0 mbar	頻呼吸
	管理が必要

V-7 モニタリング・周辺機器の知識と離床時の留意点
透析機器

1 バスキュラーアクセスの種類

一次的	静脈留置カテーテル（短期型・長期型）等
恒久的	自己血管内シャント，人工血管内シャント等

ここがポイント！

急性腎不全の場合は内頸静脈・大腿静脈に透析用のダブルルーメンカテーテルを留置し行います．
カテーテルの硬さを考慮すれば，挿入中も離床を進めることが可能です．

2 血液浄化法の選択

- どの血液浄化を選択するかは除去物質の分子量に関係します．

小分子量物	Na・K・無機リン・アルミニウム・Mg・尿素・クレアチニン・尿酸・アンモニア等
中分子量物	ポリペプチド・ポリオール等
大分子量物	副甲状腺ホルモン・β2ーミクログロブリン・α1ーミクログロブリン・インスリン・レニン・ガストリン・プロラクチン・リボヌクレアーゼ等

3 各血液浄化法の特徴

血液透析（HD） Hemodialysis	拡散の原理を用い小分子の除去に優れている．血圧低下や不均衡症候群(めまい，頭痛）が比較的高く出る
血液濾過（HF） Hemofiltration	濾過の原理を用い中分子の除去に優れている．血漿浸透圧の変動が少なく，循環動態はHDに比べて安定している
血液濾過透析（HDF） Hemodilysisfiltration	HDとHFの除去特性を持ち小分子から大分子量物まで除去可能
限外濾過（ECUM） Extra Corporeal Ultrafiltration Method	限外濾過による除水 透析液を用いないため溶質除去はほとんど不可
血漿交換（PE） Plasma Exchange	血漿分離後，患者血漿を新鮮凍結血漿で置換する方法
吸着療法（DHP） Direct Hemo Perfusion	吸着剤を使用し病因物質を除去した後，体内に血液を戻す

持続的に行うものにはC（Continuous）の接頭語をつけます．

血液浄化法 ⇒ P057～065

4 透析機器のアラーム

アラーム	考えられる原因	対応
静脈圧アラーム	・下限アラームの場合 　脱血不良 　血圧低下 　血液回路留置針の脱落 ・上限アラームの場合 　凝血 　回路の屈曲・圧迫などによる閉塞	・回路の屈曲・圧迫などの除去 ・回路交換 ・血圧低下の場合は除水を止める ・補液 ・体動，体位変換による刺入部の屈曲の場合は体位を整える
TMPアラーム	・下限アラームの場合 ・ダイアライザー入口までの回路の屈曲，圧迫 ・上限アラームの場合 ・ダイアライザー内部の凝固 ・返血回路の屈曲，凝血	・回路の屈曲の解除 ・回路交換
気泡アラーム	・回路の緩みや脱落 ・回路，接続部の亀裂 ・輸液回路からの空気混入 ・送血側の回路が外れている	・原因の検索，除去 ・気泡を除去

ここがポイント！

アラームが鳴ったらすぐに臨床工学技士など応援を呼び，アラーム対応を行います．
「再開」を押さない限り器械は作動しません．器械停止時間が長くなると，回路内の凝血を招きます．

離床時の注意点

持続的な血液浄化の施行中に離床を行う場合は，循環動態への影響が大きいため，離床には全身状態のアセスメントが必須です．無理な離床は控えます．また，ROM-ex 等を行う時は，回路の屈曲や接続の外れには細心の注意を払いましょう．

Ⅵ-1 早期離床の実際
基本的コンセプト

1 段階的離床

- 離床はいきなり歩行から行うのではなく，段階を踏んでリスクを管理しつつ安全に進めます．

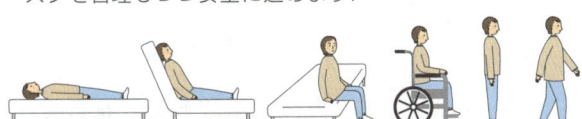

背臥位 → ヘッドアップ → 端座位 → 車椅子座位 → 立位 → 歩行

2 離床成功のパターン

- 離床を成功させる秘訣は，行う前後で必ず効果判定を行うことです．
- この図をいつも思い浮かべ，真摯な態度で離床に向かいましょう．

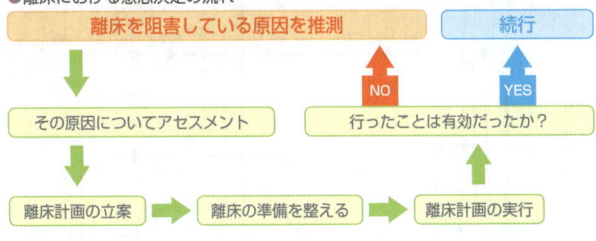

● 離床における意思決定の流れ

離床を阻害している原因を推測 → その原因についてアセスメント → 離床計画の立案 → 離床の準備を整える → 離床計画の実行 → 行ったことは有効だったか？ → YES：続行／NO：離床を阻害している原因を推測

葛川元編：新しい呼吸の考え方 実践！早期離床完全マニュアル．慧文社，P140，2007．より引用

Ⅵ-2 早期離床の実際
離床前のチェックポイント

1 記録板

- □ 脈拍・血圧は安定しているか？
- □ 体温は正常範囲か？
- □ 不整脈の記載はないか？
- □ 覚醒しているか？

- □ 投与が完了した薬剤は何か？
- □ 新たに投与を開始した薬剤は何か？
- □ 投与量に変化はないか？

- □ 1日のトータルバランスは⊕か⊖か？
- □ 術前に比してランニングバランスはどうか？

R	10 20 30 40	IN TAKE					Total	OUT PUT			
T	35　36　37　38	CVメイン	ペルジピン 5/h	プロポフォール 8/h	末梢 VF500 40/h	硬膜外 0.2%アナペイン フェンタニル 4/h		尿	Ma-T	横隔膜下	ウィンスロー
Bp P	20 40 60 80 100 120 140										
-6°		80/80	10/10	12/12	80/80		182/182	200/200	5/5	10/10	10/10
-8°		80/160	10/20		80/160	抗100/100	270/452	160/360	5/10	10/20	5/15
-10°		80/240	10/30		80/240	抗100/200/100/300	370/822 ★	100/460 ♥	10/20	20/40	少/15
-12°	★	80/320	10/40		80/320	ラシックス 1mL/301	171/993	300/760	10/25	10/50	少/15
-14°		80/400	10/50	♠	80/400		170/1163 ♠	260/1020	5/30	5/55	5/20
-16°	▲	80/480	10/60		80/480	抗100/401	1433 ▲	220/1240	15/45	10/65	少/20

- ★ …薬剤投与量の変化に伴ってバイタルが変化していないか?
- ♥ …水分バランスの増減に対してCVP・スワンガンツデータは変化しているか?
- ♥ …尿量の増減は心機能の強弱に依存しているか?
- ♠ …利尿剤に対して尿が反応しているか?
- ▲ …心機能低下・脱水を原因とした起立性低血圧を招く可能性がないか?
- ♣ …心機能の増悪に伴って呼吸のデータが悪くなっていないか?

□ 心機能データは離床可能な範囲か?
□ CVPは正常範囲内か?

□ モードはウィーニング(離脱)に近づいているか?
□ P/F比は改善しているか?
□ 酸素濃度(FiO₂)や流量は減らせているか?
□ pHは正常範囲内か?

□ 痛みはコントロール良好か?
□ 不穏・せん妄状態ではないか?
□ 患者さんの特徴はつかめるか?

Total	バランス	CO/CI	CVP	SpO₂	P/F	呼吸器 設定 CPAP FiO₂ 0.4 PS 8 Peep 5	処置/検査	経過
225/225	-43	4.6/2.9	7	99	267		7:55 BGA PH7.46 PaO₂107 PaCO₂39 BE3.2 HCO₃23.1	7:30 プロポフォール中止 7:50 覚醒あり、指示従命可 見当識障害なし
180/405	47	4.7/3.2	6	99	375	FM8L	8:20 抜管 BAG PH7.49 BE-2.6 PaO₂150 HCO₃23 PaCO₂31.5	8:20 抜管施行 抜管後 FM8L 投与 嗄声なし、深呼吸もできる.
130/535	+287	5.0/3.6 抜去 ♥	8 ♥	99		—	110 SG 抜去 head up 60度	S: 呼吸が楽になりました. 痛みが少し強くなってきました. 動きたくないです. 疼痛 VAS で6〜7程度. レスキュー使用
315/850	+143		9	98		FM6L ↓ 4Lへ	12:20 BGA PH7.49 BE3.3 PaO₂110 HCO₃25 PaCO₂38.2 右 前傾側臥位	12:30 前日バランス+865 CVPも徐々に上昇. ラシックス1/2AIVの指示. 左下葉の呼吸音弱め. 痰の自己喀出は可.
275/1125	38 ♣		9 ♣	98		FM 4L ↓ NC3L	15°BAG PH7.44 BE3.0 PaO₂102 HCO₃22 PaCO₂39.0 Head up 90度	疼痛 VAS3~ 深呼吸可.咳嗽力もまずまず head up 後左下葉の呼吸音改善
245/1370	63 ▲	↓	▲	97〜98		NC3L	リハオーダー 立位 ♥	PT と共に端座位→立位へ BP変動なし.起立性低血圧認めず.

離床前のチェックポイント

2 背臥位

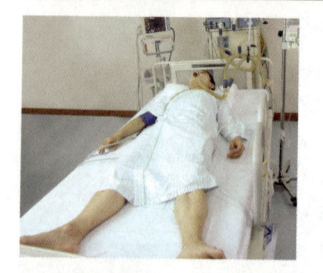

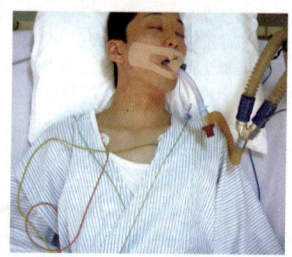

チェックポイント

- □ 心電図は正常か
- □ 脈拍・血圧は正常か
- □ SpO_2・$EtCO_2$ は正常か

関連事項
ポケットマニュアルシリーズ
呼吸ケアと早期離床 ▶ SpO_2 ⇨ P055、$EtCO_2$ ⇨ P057

- □ 挿入物の接続部・固定に緩みはないか
- □ 座位へは左右でどちらへ足を下ろせばラインは確保されるか
- □ 手足は冷たくないか
- □ 手足は湿っていないか

関連事項
ポケットマニュアルシリーズ
循環器ケアと早期離床 ▶ フォレスター分類 ⇨ P034

- □ 呼吸数は正常か
- □ 呼吸パターンは正常か
- □ 動悸はないか

- □ 顔色は良いか
- □ チアノーゼは出ていないか
- □ 息切れしていないか
- □ 鎖骨上窩・肋骨にリトラクションは出ていないか
- □ 背側の肺胞呼吸音は聴取できるか

離床前のチェックポイント

Ⅵ-3 早期離床の実際
体位変換・ポジショニング

1 体位選択フローチャート

- 自覚症状および他覚所見を基に体位を選択します．また，実施前後で必ず評価し，体位選択および離床を行うことが重要です．

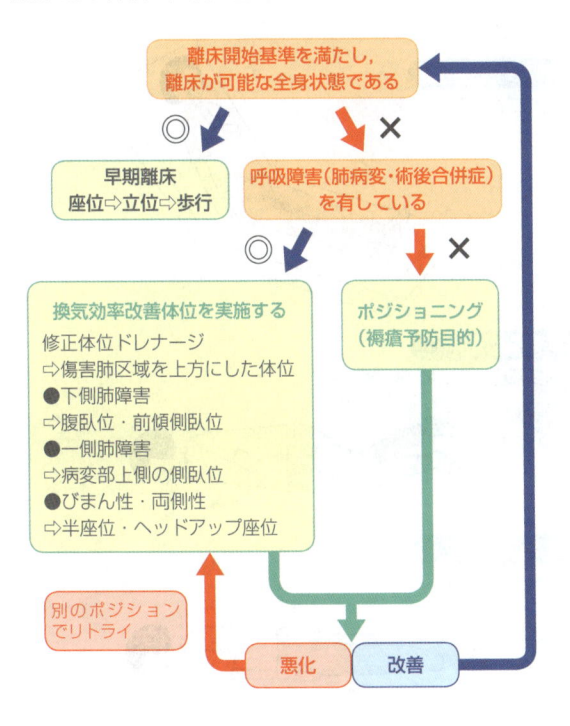

```
            離床開始基準を満たし，
            離床が可能な全身状態である
           ◎ ↙           ↘ ×
   早期離床              呼吸障害（肺病変・術後合併症）
   座位⇨立位⇨歩行         を有している
                       ◎ ↙        ↘ ×
          換気効率改善体位を実施する    ポジショニング
          修正体位ドレナージ          （褥瘡予防目的）
          ⇨傷害肺区域を上方にした体位
          ●下側肺障害
          ⇨腹臥位・前傾側臥位
          ●一側肺障害
          ⇨病変部上側の側臥位
          ●びまん性・両側性
          ⇨半座位・ヘッドアップ座位

   別のポジション
   でリトライ            悪化      改善
```

離床の実際

2 換気効率改善体位（日本離床研究会による）

- 離床が積極的に進められない場合には，呼吸器合併症の予防・改善目的に換気効率改善体位をとります．
- 旧体位ドレナージにおける頭低位などは頭蓋内圧を上昇させたり，不整脈を誘発する危険があるため現在は用いません．
- また病変部位に応じた最適な肢位を選択しなければなりません．

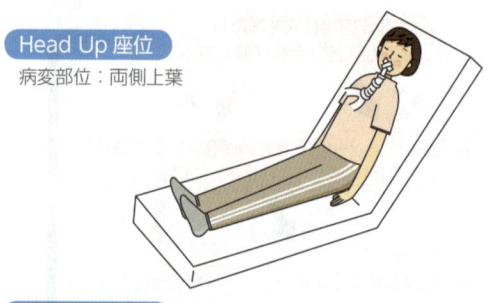

Head Up 座位
病変部位：両側上葉

前傾側臥位
病変部位：上側肺の中葉・舌区と下葉

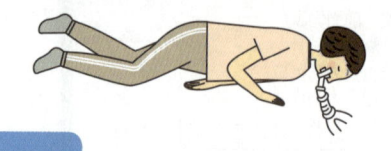

腹臥位
病変部位：両側下葉

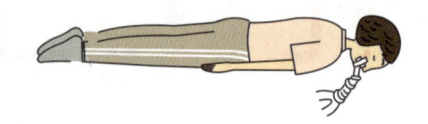

3 前傾側臥位のチェックポイント

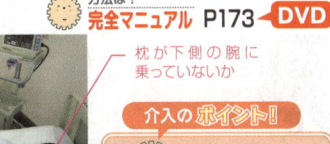

方法は？ 完全マニュアル P173 DVD

- 体幹は過度に屈曲・伸展していないか
- 体幹は前傾しているか
- 枕が下側の腕に乗っていないか
- 支持具は体の前面を支えているか

介入のポイント!

①患側肺を上にした体位をとります．
②患側肺が下になる体位では，酸素化が低下することがあるので注意しましょう．

その他の前傾側臥位圧分散チェックポイント

気道確保
☐ 頸部が過度に前後屈していないか

顔面の除圧・枕の高さ
☐ 顔・耳介に過度な圧がかかっていないか
☐ 頸部の側屈がないか

肩甲帯と前傾角度
☐ 上側の肩峰が下側より前にあるか
☐ 肩甲帯が過度に外転していないか

上肢の位置
☐ 下側の上肢は圧迫されていないか

体幹の角度
☐ 体幹が過度に伸展していないか

腰部と前傾角度
☐ 上側の大転子が下側より前にあるか
☐ 下側の大転子は除圧できているか

下肢の位置
☐ 上側の下肢は屈曲しているか
☐ 下側の腓骨頭は除圧できているか

離床の実際

体位変換・ポジショニング

4 正しい腹臥位のチェックポイント

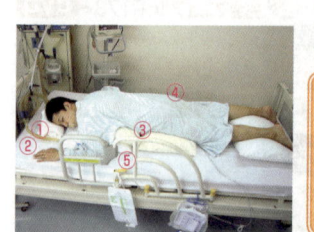

方法は？ 完全マニュアル P175 DVD

介入のポイント！

①両側の肺病変疾患患者に対し酸素化を改善する目的で行います．
②ライン類が多く挿入されている場合は，ラインの保護・腕抜きのため最低2名以上で行いましょう．

Check Point
①気道が確保されているか
②気管切開部の圧迫や人工呼吸器回路の屈曲がないか
③前額部と胸部に枕が入っているか（気道確保目的）
④骨盤下に枕は入っているか
　（横隔膜運動の阻害防止・ドレーン閉塞防止目的）
⑤ドレーン類・点滴類が屈曲・閉塞していないか
⑥除圧はできているか
⑦バイタルサインの変動はないか

5 Head up 座位のチェックポイント

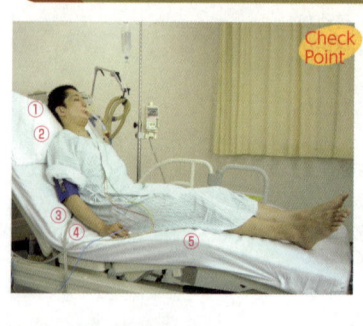

Check Point
①頸部が過屈曲していないか
②頸・体幹が安定するように枕が挿入されているか
③仙骨部・坐骨部の除圧はできているか
④ベッドの屈曲点が大転子に合っているか
⑤下肢の軽度挙上はできているか
⑥左右対称の姿勢がとれているか
⑦バイタルサインに変化はないか

関連事項 ポケットマニュアルシリーズ 脳神経ケアと早期離床　片麻痺患者のポジショニング⇨ P095

Ⅵ-4 早期離床の実際
起居動作

1 起き上がり

側臥位から端座位の場合

適応 急激に頭位が高くなり，下肢は下がるため循環動態が安定している患者さんが対象です．

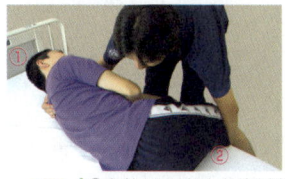

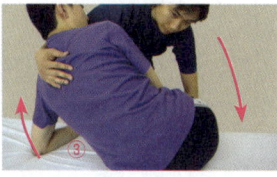

Check Point
①患者さんは起き上がる側の端に寄っているか
②患者さんの足はベッドから降りているか
③下肢の重みを利用して腰を中心とした回転力がついているか

Head Up から端座位の場合

適応 循環動態が不安定，腹部の創部痛，初回端座位などの患者さんが対象です．

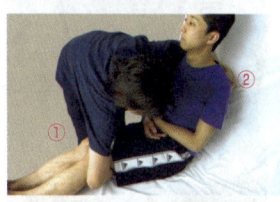

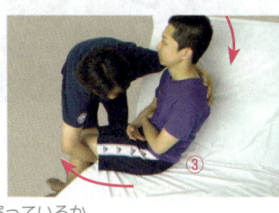

Check Point
①患者さんは起きる側の端に寄っているか
② Head Up し，きちんと上体は上がっているか
③腰部を中心に回転させるように介助できているか

関連事項 ポケットマニュアルシリーズ **循環器ケアと早期離床**
開心術後の起き上がり方 ⇒ P113

関連事項 ポケットマニュアルシリーズ **脳神経ケアと早期離床**
片麻痺患者の体位変換 ⇒ P096

関連事項 ポケットマニュアルシリーズ **整形外科と早期離床**
対麻痺患者の体位変換 ⇒ P119

離床の実際

起居動作

2 人工呼吸器ライン固定の工夫

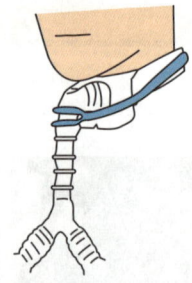

■ A: 根元の固定　　　　　■ B: チューブの固定

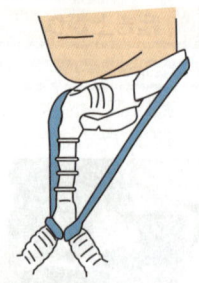

安達拓：呼吸リハビリテーション．人工呼吸ケアのすべてがわかる本（道又元裕編）．照林社，P260，2001．より引用

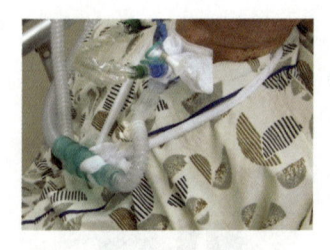

①若干，伸縮性のある包帯などを用いる
②A＋Bの固定　両方を行う
③固定後，一度引っ張って確認する

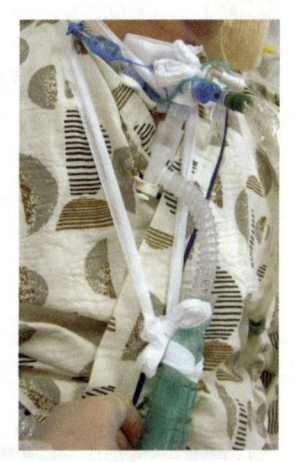

108　起居動作

3 気管切開患者の離床前のチェック

チェックポイント

- □ バイタルサインは安定しているか
- □ ラインは整理されているか
- □ 気管チューブの固定は十分か
- □ カフ圧は適当か… 重要
- □ 蛇腹内の結露は除去したか
- □ カフ上部吸引を行ったか… 重要
- □ 気管・口腔内吸引を行う必要があるか

カフ圧の確認

- カフ圧は 25～30cmH$_2$O に保ちましょう．

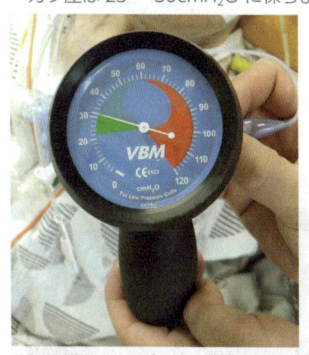

スミスメディカル・ジャパン（株）カフプレッシャーゲージ

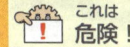

これは危険！ 圧が高すぎると，気道の圧損傷を招く危険があります．

これは危険！ カフ圧を一度ゼロに戻してから圧調整を行うと，カフ上部に貯留した分泌物の誤嚥を招く危険があるため，注意が必要です．

4　気管切開患者の起き上がり介助法

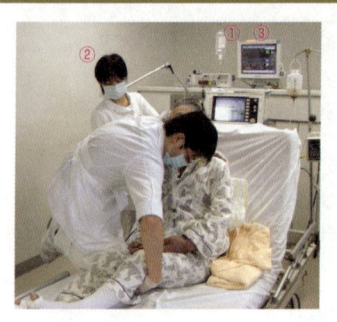

Check Point
①モニターを確認しながら行う(必要であれば血圧等の測定間隔を患者座位への姿勢変化の病態に合わせて短めに設定しなおす)
②座位刺激により,唾液分泌などが多くなる場合があるので,口腔内吸引やカフ上部吸引を行えるように準備しておく
③座位後のバイタルサイン変動にも注意する

気管切開下での座位練習

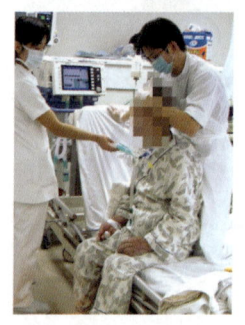

ライン管理や必要に応じて吸引を行う.

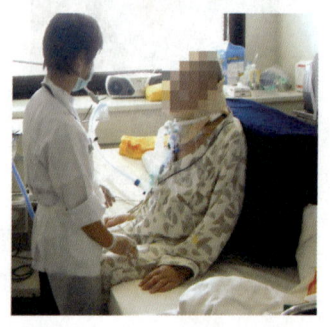

必要に応じて背もたれなど使用する.

Ⅵ-5 早期離床の実際
端座位

1 端座位のチェックポイント

チェックポイント

- 意識レベルの低下はないか
- めまい・嘔気の訴えはないか
- 動悸・息切れの訴えはないか
- 顔色が悪くなっていないか

- 点滴類は正常に滴下されているか
- ライン類は引っ張られていないか
- ライン類の抜け落ちはないか

- 脈拍・血圧の変化は正常範囲か
- 危険な不整脈は出現しなかったか
- SpO_2 の低下はないか

- 呼吸数・パターンの変化はあるか
- 背側の肺胞呼吸音は変化したか
- 必要に応じて吸引を行えたか

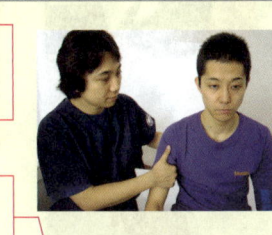

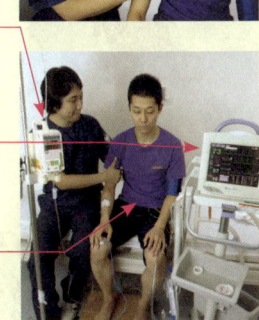

2 重症患者における離床の工夫

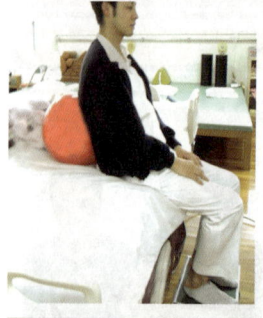

介入のポイント！

①ベッド上端座位時にピーナッツ型バルーンを背部に設置すると体幹が安定するため、安全に離床が行えます．
②集中治療室のベッドの高さは一般病棟のベッドに比べ高いため、離床を行う際には足台を使用し、安全に離床を行います．

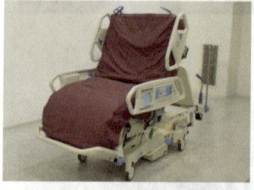

ここがポイント！

電動で自動的に「下肢を下ろした座位」がとれるベッドを利用すると安全に離床の第一歩が行えます．

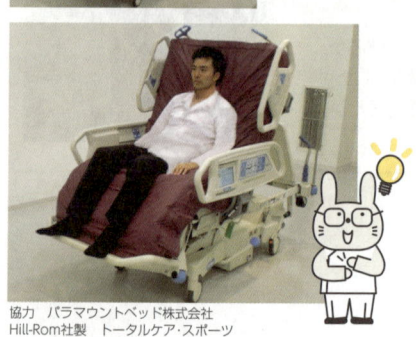

いろいろ工夫することで離床が促せるんだね！

協力　パラマウントベッド株式会社
Hill-Rom社製　トータルケア・スポーツ

関連事項 ポケットマニュアルシリーズ
循環器ケアと早期離床 ▶ 離床時の工夫⇒P112

端座位

3 端座位姿勢の評価

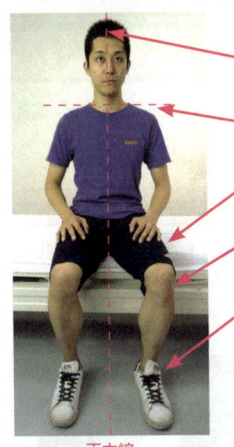

チェックポイント

- ☐ 鼻梁・胸骨・臍は一直線に並んでいるか
- ☐ 左右の肩峰の高さは同じか？
- ☐ 左右の坐骨に乗っている体重は均等か
- ☐ 膝の開き具合（股関節の外旋度合い）は同じか
- ☐ 足部の開き具合は同じか

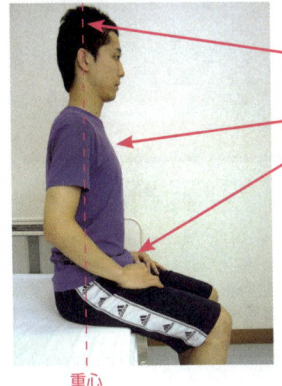

正中線

チェックポイント

- ☐ 耳孔・肩峰・大転子は一直線に並んでいるか
- ☐ 円背はないか
- ☐ 骨盤前傾を保って座れているか
- ☐ 足底は接地しているか

重心

Ⅵ-6 | 早期離床の実際
移乗動作

1 車椅子選定フローチャート

```
        頸部・体幹の支持性・意識レベル
         ↙良い              ↘悪い
      下肢筋力          座位耐性・循環調節機能
    ↙強い  ↘弱い        ↙良い      ↘悪い
 一般的な  アーム(フット)レスト  バックレストの  リクライニング式
 車椅子    開閉式車椅子      高い車椅子      車椅子
```

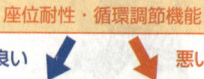

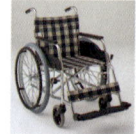

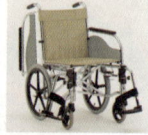

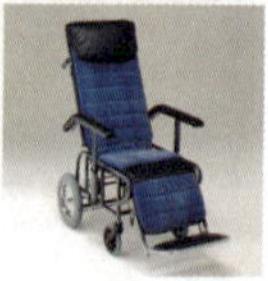

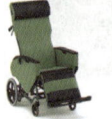

写真提供　株式会社　松永製作所

ここがポイント！

患者さんの障害・状態に適したものを選ぶことが重要です．過剰な補助は機能低下の原因に繋がるので，注意しましょう．

2 スタートポジション

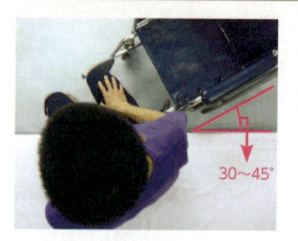

30〜45°

チェックポイント

- □ ベッドに浅く腰掛けた状態になっているか
- □ 踵が床についているか
- □ 車椅子と反対向きの斜め45度に座っているか
- □ 肩幅程度に足が開いているか

3　立ち上がり

Lの法則

方法は？ **完全マニュアル** P183 ▶ DVD

立ち上がりは屈曲相から伸展相の流れで行われ，この時の重心の軌跡はアルファベットの『L』の字を描きます．介助者も患者さんの重心が『L』のように移動するよう介助することがポイントです．

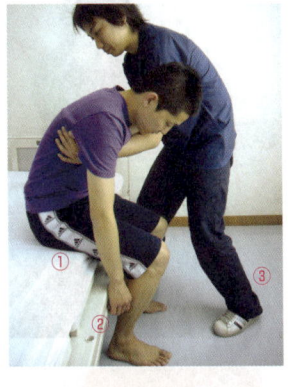

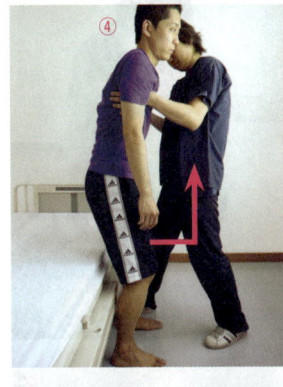

介入のポイント！

① 浅く腰かけているか
② 足が軽く引けているか
③ 一歩足を引いているか
④ 頭部の軌跡は「L」を描いたか
⑤ 膝折れのある患者さんに対する膝の屈曲防止はできているか

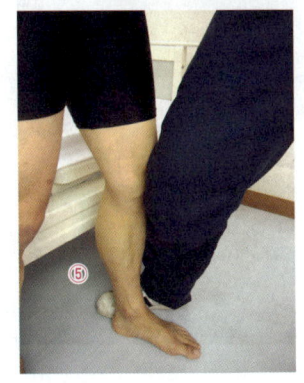

移乗動作

4 移乗動作

膝もたれ法による介助

方法は？ **完全マニュアル** P185 **DVD**

適応
自分より体格が小さい患者さんの全介助を行うときの方法です．

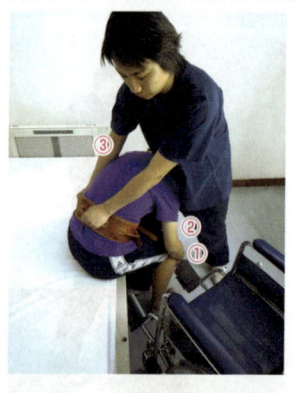

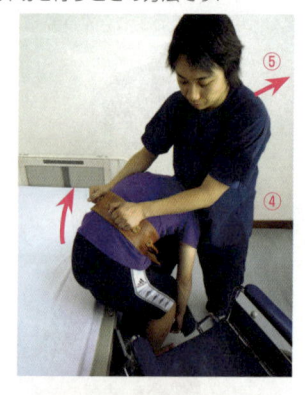

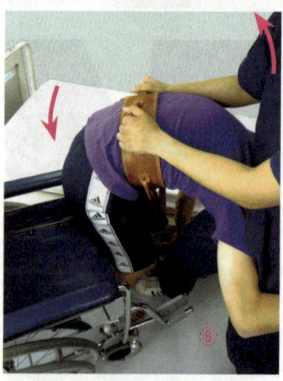

介入のポイント！

① 介助者の右下肢は，患者さんの下腿の間深くに入っているか
② 患者さんの前胸部は，介助者の大腿部で支持できているか
③ 患者さんの頭は，車椅子と反対方向に向いているか
④ 十分に足を引いているか
⑤ 反動を利用してしっかり持ち上げられたか
⑥ 軸足で回転できているか

移乗動作

かつぎ法

関連事項 **整形外科と早期離床** ▶ 対麻痺の場合⇒P126

適応

自分より体格が大きい患者さんの全介助を行うときの方法です．

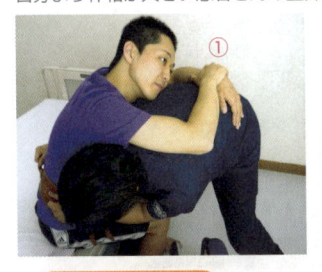

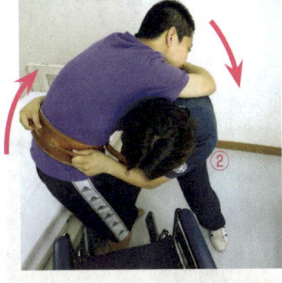

介入のポイント！

① 患者さんの上体を肩でしっかり支えられているか
② 重心を低くして患者さんの介助ができているか

2人での介助

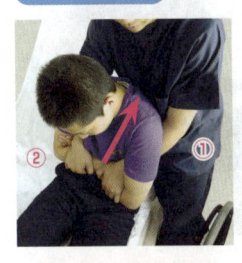

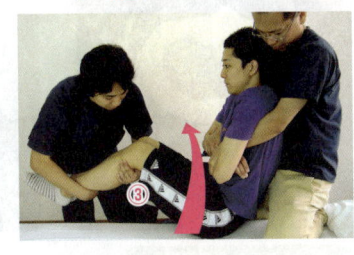

方法は？ **完全マニュアル P187** - **DVD**

介入のポイント！

① 車椅子はベッドと平行に置かれているか
② 両腋窩から差し入れた上肢と前胸部で，患者さんの上体をしっかり挟みこめているか
③ 下肢の介助者は，患者さんの両膝窩を前腕全体で支持できているか

離床の実際

移乗動作

4 車椅子座位

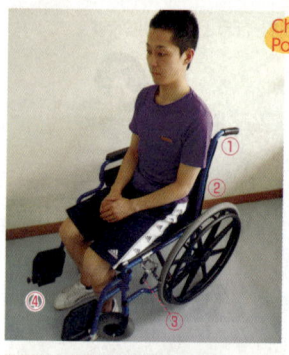

Check Point
①左右対称に座っているか？
②深く腰をかけているか？
③ブレーキはしっかりかかっているか？
④足底は接地しているか？

関連事項
ポケットマニュアルシリーズ
脳神経ケアと早期離床
片麻痺患者の場合 ⇨ P099

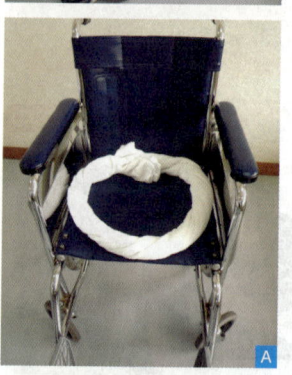

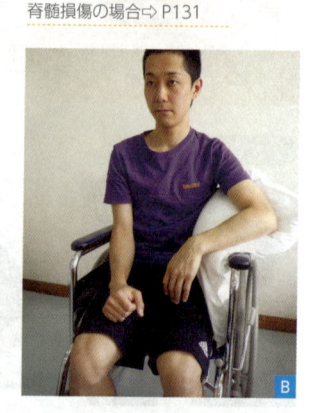

関連事項
ポケットマニュアルシリーズ
整形外科と早期離床
脊髄損傷の場合 ⇨ P131

ポジショニングのコツ！

A. 支持性が低く，殿部が前方へずれる場合は，円座状に巻いたタオルを坐骨結節部に敷くと安定が得られます（褥瘡予防の観点から長時間の使用は禁忌）．
B. 側方への不安定性がある場合は，体幹が安定するように枕を入れます．

移乗動作

Ⅵ-7 早期離床の実際
立位・歩行

1 立位姿勢の評価ポイント

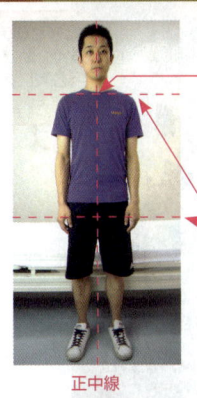

正中線

チェックポイント

- □ 鼻梁・胸骨・臍を結んだ線は左右膝関節の内側を結んだ線の中点を内果の内側を結んだ線の中点を通るか
- □ 左右の肩峰の高さは同じか
- □ 左右の上前腸骨棘の高さは同じか

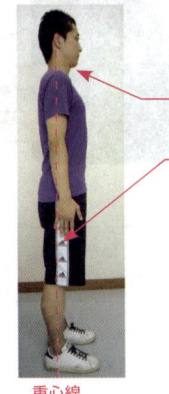

重心線

チェックポイント

- □ 耳孔・肩峰・大転子・膝関節の中央・内果*は一直線に並んでいるか
- □ 膝関節は過伸展していないか

*正確には「外果2～5cm前方」であるが臨床的に内果と表現.

立位・歩行

2　歩行時のチェックポイント

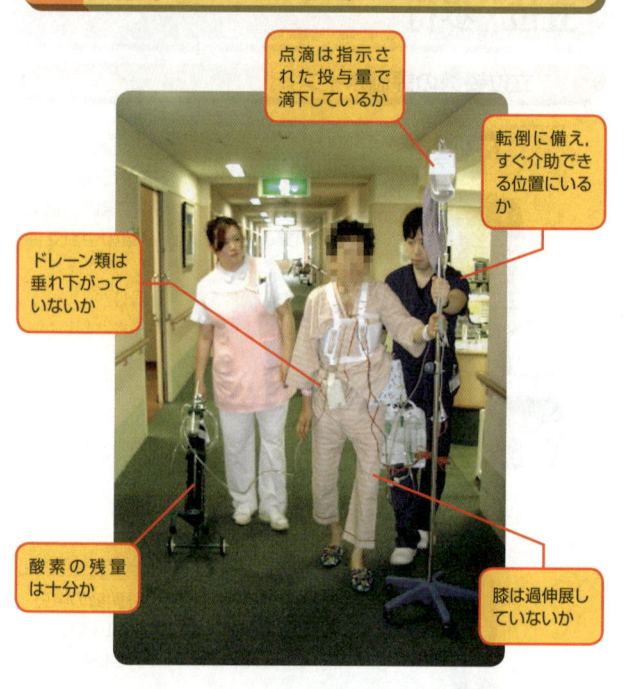

- 点滴は指示された投与量で滴下しているか
- 転倒に備え，すぐ介助できる位置にいるか
- ドレーン類は垂れ下がっていないか
- 酸素の残量は十分か
- 膝は過伸展していないか

ただ歩くんじゃなくていろいろな所に目を配る必要があるんだね！

立位・歩行

Ⅶ-1 早期離床と呼吸ケアの基礎技術
病棟でできるリハビリテーション

臥位

①ヒップアップ運動

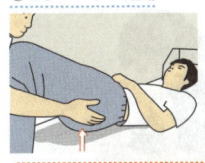

・患者さんの能力・疼痛の程度に応じて,過剰な抵抗・介助にならないように注意します.

②足関節底・背屈運動

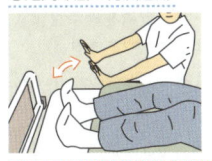

・腰部疾患を有する患者さんの場合,無理な挙上を避け,疼痛の生じない範囲で行います.

座位

①膝上げ運動

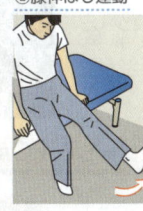

②膝伸ばし運動

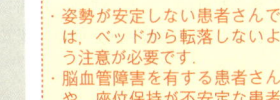

・姿勢が安定しない患者さんでは,ベッドから転落しないよう注意が必要です.
・脳血管障害を有する患者さんや,座位保持が不安定な患者さんでは,下肢の運動に伴いバランスを崩すことがあるので,注意が必要です.

立位

①スクワット運動

②足ぶみ運動

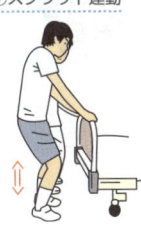

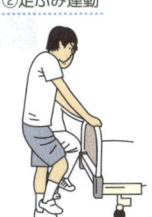

・筋肉が弱い場合は,実施時に介助が必要です.
・バイタルサインをチェックしてから安全に行いましょう.

方法は？ 完全マニュアル DVD
病室で出来る運動療法 ⇒ P204

Ⅶ-2 早期離床と呼吸ケアの基礎技術
呼吸筋ストレッチ・胸郭可動域運動

1 頸部伸筋群のマッサージ

- 尾側へ一度,皮膚を緩ませます.
- 指を天井方向へ立てます.
- 肘を引くように頭側方向に指を滑らせます.

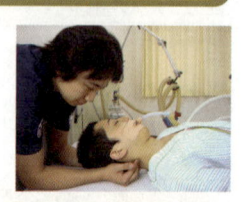

2 頸部 ROM-ex

- 両手掌で頭部を把持し,外後頭隆起に両手指をあてます.
- 施術者は前方に身体を倒し,肘を少し引き,患者さんの頸部を伸長します.

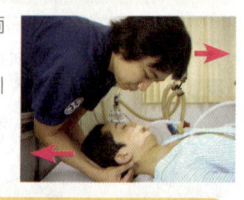

3 頸部軟部組織のマッサージと ROM-ex

- 胸鎖乳突筋に母指球,指尖を棘突起に合わせます.
- 棘突起にあてた指を外側へ滑らせ,横断的に行います.

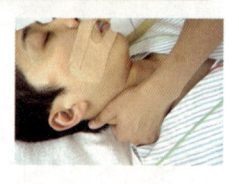

ここがポイント！

- 頸部はデリケートなので,頸部の動きが大きく出ないように注意しましょう.
- 挿管チューブの深さを施術前後で確認しましょう.
- 頸動脈,ライン類などは圧迫しないよう注意しましょう.

4　胸椎の伸展

- 両手を少し重ねて，胸椎を越え反対の胸郭まで指先を入れます．呼吸に合わせ手のひら全体を使って持ち上げるように胸椎を伸展します．

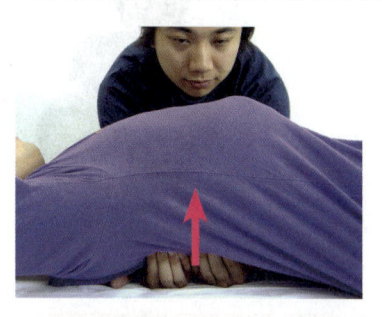

5　肋間モビライゼーション

- 肋骨の走行と平行に手を置きます．両手の呼気時に狭め，吸気時に広げるように動かします．

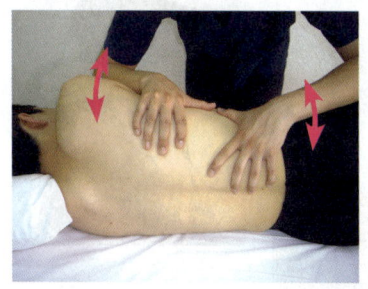

> 注意：胸腔ドレーン挿入中，胸部手術後は注意して実施しましょう．胸椎の術後は禁忌です．

呼吸ケア

呼吸筋ストレッチ・胸郭可動域運動

6 前・中斜角筋, 胸鎖乳突筋（右側）

①頸部を伸展（中間位）・右回旋・左側屈位にします．
②頸部は固定し，肩甲帯を尾側（座位の場合は床面）へ呼気に合わせて伸張します．（ホールドリラックスなどを用いる）
＊施行者の手はクロスハンドの方がよい

★＝固定
矢印＝力を加える方向

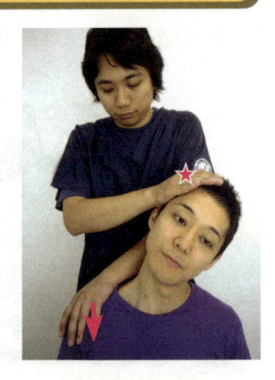

7 後斜角筋（右側）

①頸部を屈曲・左回旋・左側屈位にします．
②頸部は固定し，肩甲帯を尾側（座位の場合は床面）へ呼気に合わせて伸張します．（ホールドリラックスなどを用いる）
＊施行者の手はクロスハンドの方がよい

介入のポイント！

疼痛を引き起こすことのないように，愛護的に行いましょう．
頸部の筋に施行する場合は，頸椎疾患の有無に注意しましょう．

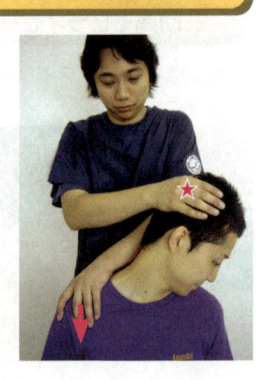

8 右僧帽筋（上部）

①頸部を屈曲・右回旋・左側屈位にします．
②頸部は固定し，肩甲帯を尾側（座位の場合は床面）へ呼気に合わせて伸張します．（ホールドリラックスなどを用いる）
＊施行者の手はクロスハンドの方がよい

★＝固定
矢印＝力を加える方向

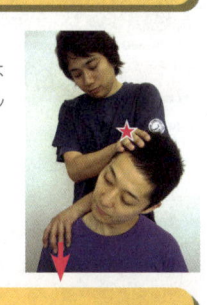

9 大胸筋

①後頭部に手を置き，胸を開くように（このとき頸部に負担がかからないように注意する）
②施行者は肘を持ちゆっくりと背側方向に
③呼気に合わせて伸張します．（ホールドリラックスなどを用いる）

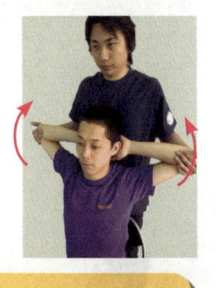

10 僧帽筋中部線維，菱形筋

①胸の前で手を組ませて肩に手を置きます．
②施行者は肩甲骨に手をあて，肩甲骨を外転させるように呼気に合わせて伸張します．（ホールドリラックスなどを用いる）
＊頸部の後ろで手を組むと頸部の損傷を起こす危険があるので禁忌です．

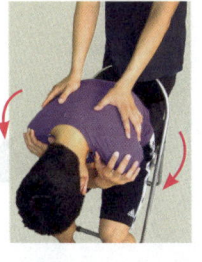

呼吸筋ストレッチ・胸郭可動域運動

Ⅶ-3 | 早期離床と呼吸ケアの基礎技術
呼吸法・排痰法

1 動作に合わせた呼吸法の習得

- 動作時に呼吸を止めてしまうと，呼吸困難感が強くなり低酸素血症を招く原因となります．呼吸リズムに合わせた動作が行えるよう援助します．

> **介入のポイント！**
>
> 呼吸リズムに合わせて動作を行いましょう！
> 動作時には息を吐き，呼吸を止めないようにしましょう．

例：端座位から立位への場合
①患者さんに呼吸法を説明する．
②介助者が患者さんの呼吸に合わせて「吸って」「吐いて」と声掛けをする．
③「3 回目の息を吸った後に吐きながら立ちます」と説明する．
④息を吐きながら立ち，患者さんが立ち上がったら「吸って」と吸息を誘導する．

●動作時の呼吸法

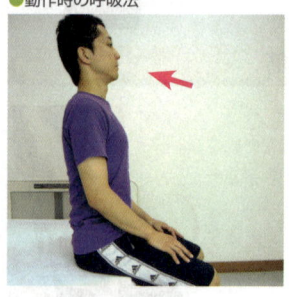

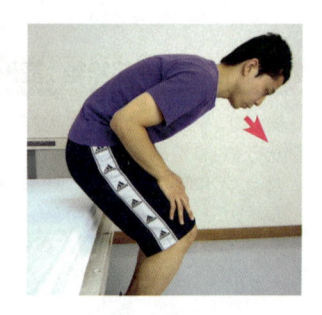

方法は？ 完全マニュアル 動作に合わせた呼吸排痰法 ⇨ **P164**

2 ACBT

適応

慢性呼吸不全，開胸・開腹術前後

ACBT の構成

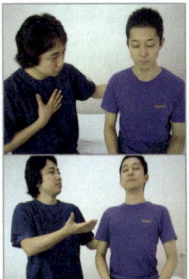

呼吸調節
①心を落ち着かせ，ゆっくりと呼吸する

深呼吸運動
②深呼吸を行う

ハッフィング
③最大吸気のあとハッーと一気に強制呼出を行う．

④もう一度深呼吸を行う．

排痰
⑤咳嗽を行い排痰する．

介入のポイント！

呼気流速が上がらない患者さんには③⑤の場面で徒手的呼吸介助を併用しましょう．
ACBT を行う際は排痰に適した体位（座位・臥位）で行いましょう．

呼吸法・排痰法

Ⅶ-4 早期離床と呼吸ケアの基礎技術
徒手的呼吸介助

1 徒手的呼吸介助の適応（日本離床研究会編）

適応

1. 中枢気道付近に存在する痰を，より中枢側へ移動させたい場合

> 例）触診にて痰の貯留は確認できているが，気管内吸引しても，吸引チューブが痰の部位までに届かなかった場合

2. 深呼吸を促進したい場合

> 例）手術後疼痛による恐怖感により，1回換気量の少ない浅い呼吸パターンを示している場合

3. 呼吸困難感を軽減させたい場合

> 例）動作時の息こらえにより，呼吸困難感が出現した場合

2 上部胸郭への呼吸介助

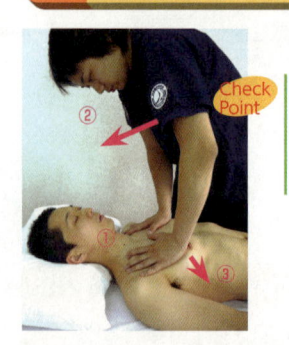

方法は？ 完全マニュアル P191 DVD

Check Point

① 鎖骨の中央に中指を合わせ，前胸部全体を手掌で覆えているか？
② 患者さんに近づくよう，重心は前方移動できているか？
③ 呼気の方向に移動し介助できているか？

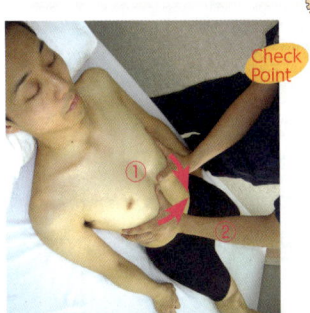

3 下部胸郭への呼吸介助

方法は？ 完全マニュアル P191 DVD

Check Point
①両母指の開く角度（ハの字）は肋骨弓の角度にあっているか？
②呼気の方向に移動し介助出来ているか？

4 座位への呼吸介助

方法は？ 完全マニュアル P193 DVD

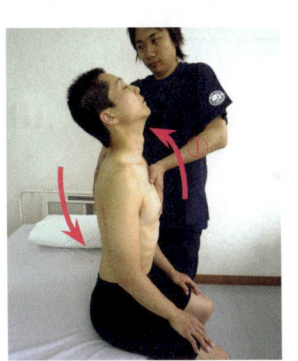

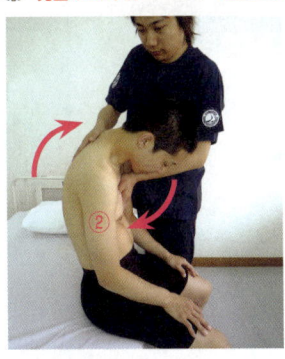

Check Point
①吸気時に体幹を伸展方向にへ導いているか？
②呼気時に体幹を屈曲方向へ導いているか？

呼吸ケア

徒手的呼吸介助

VII-5 早期離床と呼吸ケアの基礎技術
インセンティブ・スパイロメトリー

インセンティブスパイメトリー選択フローチャート

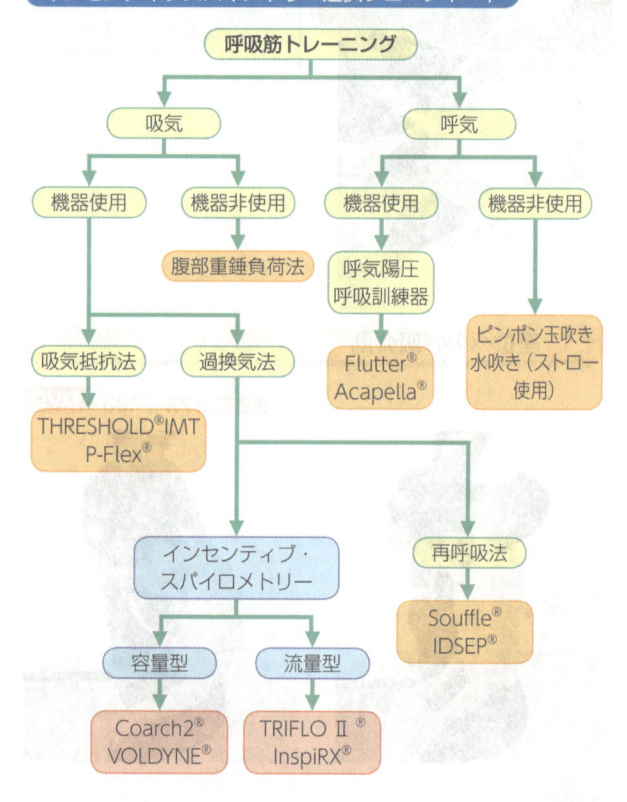

```
呼吸筋トレーニング
├── 吸気
│   ├── 機器使用
│   │   ├── 吸気抵抗法 → THRESHOLD®IMT / P-Flex®
│   │   └── 過換気法 → インセンティブ・スパイロメトリー
│   │       ├── 容量型 → Coarch2® / VOLDYNE®
│   │       └── 流量型 → TRIFLO Ⅱ® / InspiRX®
│   └── 機器非使用
│       └── 腹部重錘負荷法
└── 呼気
    ├── 機器使用
    │   └── 呼気陽圧呼吸訓練器 → Flutter® / Acapella®
    └── 機器非使用
        ├── ピンポン玉吹き / 水吹き(ストロー使用)
        └── 再呼吸法 → Souffle® / IDSEP®
```

インセンティブ・スパイロメトリー

●インセンティブスパイロメトリーの特徴

容量型（ボリュームタイプ）		流量型（フロータイプ）	
コーチ2 (Coach2®)	ボルダイン5000 (VOLDYNE®)	トリフローⅡ (TRIFLO Ⅱ®)	インスピレックス (InspiRX®)
目標とする吸入容量を目盛り指針で設定する． ボールが目標値を維持するように息を吸う． 音がするので訓練の感覚が得やすい．	目標とする吸入容量を目盛り指針で設定する． 吸入速度を一定に保つためには，ボールを維持するように息を吸う．	吸入速度をボールの上がり方で確認しながら息を吸う． ボールが1個は600mL/秒，3個は1200mL/秒の吸入速度． これに持続時間をかけると吸入容量がわかる．	吸入速度を前面のダイアルで設定する． 吸入速度は145mL/秒〜1800mL/秒までの間で，7段階に設定できる． ボールを最上まで吸い，できるだけ長く維持する．
提供 スミスメディカル・ジャパン株式会社	提供 株式会社インターメドジャパン	提供 株式会社インターメドジャパン	提供 小林製薬株式会社医療機器事業統括本部 小林メディカルカンパニー

高橋仁美編：動画でわかる 呼吸リハビリテーション第2版．中山書店，P134，2008．より引用改変

- 現在，インセンティブスパイロメトリーが術後肺合併症を予防するという十分なエビデンスはありません．ルーチンに使用せず，離床が困難な症例など，適応を判断する必要があります．

- **頻度：**7日間 1時間に10回

介入のポイント！

訓練中は過換気を起こさないように，連続して行わず，次の深吸気前に十分に休息をとるように指導しましょう．

インセンティブ・スパイロメトリー 131

Ⅷ-1 │ 離床時に考えるべきリスクと対処法
深部静脈血栓症

●各種手術におけるリスクのレベル

リスクレベル	一般外科・泌尿器科	整形外科	脳神経外科	重症外傷,脊髄損傷
低リスク	・60歳未満の非大手術 ・40歳未満の大手術	上肢の手術	開頭術以外の手術	
中リスク	・60歳以上あるいは危険因子のある非大手術 ・40歳以上あるいは危険因子がある大手術	脊椎手術 ・骨盤・下肢手術(股・膝関節の全置換術,股関節骨折手術を除く)	脳腫瘍以外の開頭術	
高リスク	40歳以上の癌の大手術	股・膝関節の全置換術,股関節骨折手術	脳腫瘍の開頭術	
最高リスク	静脈血栓塞栓症の既往あるいは血栓素因のある大手術	高リスクの手術を受ける患者さんに静脈血栓塞栓症の既往あるいは血栓素因がある場合	静脈血栓塞栓症の既往あるいは血栓素因のある開頭術	重度外傷,運動麻痺を伴う完全または不完全脊髄損傷

・総合的なリスクレベルは付加因子を加味して決定する

付加因子
血栓性素因,静脈血栓塞栓症の既往,悪性疾患,化学療法,重症感染症,中心静脈カテーテル留置,長期臥床,下肢麻痺,下肢ギプス包帯固定,ホルモン療法,肥満,下肢静脈瘤等

肺血栓塞栓症/深部静脈血栓症(静脈血栓塞栓症)予防ガイドライン作成委員会:肺血栓塞栓症/深部静脈血栓症(静脈血栓塞栓症)予防ガイドライン. メディカルフロントインターナショナルリミテッド,P19,2004. より一部抜粋

整形外科手術におけるDVTリスクと予防法⇒P006

- 予防法は理学的予防法（早期離床および積極的な運動，弾性ストッキング，間欠的空気圧迫法）と薬物的予防法に大別されます．

1. 早期離床および積極的理学療法
　予防法の基本であり，離床が困難な場合でも早期から下肢の自動運動などを行います．

2. 弾性ストッキング（ES）
　サイズがしっかり合ったものを使用し，リスクが続く限り終日使用します．

3. 間欠的空気圧迫法（IPC）
　少なくとも十分な歩行が可能となるまで終日装着します．

各リスクレベルにおける，発生頻度と推奨される予防法

リスク レベル	下腿 DVT(%)	中枢型 DVT(%)	症候性 PE(%)	致死性 PE(%)	推奨予防法
低リスク	2	0.4	0.2	0.002	早期離床および積極的な運動
中リスク	10〜20	2〜4	1〜2	0.1〜0.4	ES あるいは IPC
高リスク	20〜40	4〜8	2〜4	0.4〜1.0	IPC あるいは低用量未分画ヘパリン
最高リスク	40〜80	10〜20	4〜10	0.2〜5	（低用量未分画ヘパリン）あるいは（低用量未分画ヘパリンとESの併用）

（低用量ヘパリンとIPCの併用）や（低用量未分画ヘパリンとESの併用）の代わりに，用量調節未分画ヘパリンや用量調節ワルファリンを選択してもよい．
DVT：深部静脈血栓症，ES：弾性ストッキング，IPC：間欠的空気圧迫法，PE：肺血栓塞栓症

肺血栓塞栓症／深部静脈血栓症（静脈血栓塞栓症）予防ガイドライン作成委員会：肺血栓塞栓症／深部静脈血栓症（静脈血栓塞栓症）予防ガイドライン．メディカルフロントインターナショナルリミテッド，P11-21，2004．より引用

Ⅷ-2 離床時に考えるべきリスクと対処法
起立性低血圧

- 臥位から座位・立位への体位変換によって，収縮期血圧が20mmHg以上低下する場合を起立性低血圧といいます．離床を行う時には，前後で血圧測定を行い，状態を把握します．

●起立性低血圧の原因

- 循環血液量の減少
- 姿勢変化に対する静脈系の適応能力の低下
- 心機能の低下

離床中止の判断基準
①収縮期血圧30mmHg以上低下，あるいは拡張期血圧15mmHg以上低下した場合
②離床時ほぼ持続的に収縮期血圧20mmHg以上低下，あるいは拡張期血圧10mmHg以上低下している場合
③離床時に血圧の最低値が②を満たし，かつ，離床に伴ってめまい，頭痛，頭重感，冷汗などの症状が10秒以上認められる場合

- 臨床上では第一に自覚症状に注意し，重度の症状を呈したら，離床を中止しなければなりません．

●予防法

深呼吸
腹腔内を陰圧にすることによる呼吸ポンプで静脈環流を促す．

弾性ストッキング
下肢への静脈うっ滞を減少させる．サイズの合ったものを選択する．

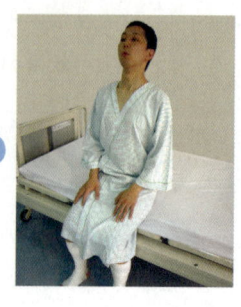

輸液
輸液負荷や昇圧剤の使用を検討

下肢の運動
下肢の自動運動による筋ポンプ作用により，静脈還流の増加を促す．

VIII-3 離床時に考えるべきリスクと対処法
転倒

1 転倒歴の聴取法

- 患者さんの転倒歴の聴取は，患者本人からに加え，家族や他医療スタッフからも行います．下記に示す転倒聴取のフローチャートを記入し，転倒の原因を把握します．

内的要因の確認
筋力・バランス機能
歩行能力
認知機能・視力
薬の服薬

- 1年以内に転倒したことはありますか？何回ぐらい転倒しましたか
- 何をしているときに転倒しましたか？
- 立ち上がった時にふらついたりしますか？
- 近視，遠視はありますか？
- なにかお薬をのんでいますか？どのような薬ですか？

外的要因の確認
段差，障害物の有無，
床の滑りやすさ，
履物，照明など

- どのような場所で転倒しましたか？
- どのように転倒しましたか？（つまずいた，滑ったなど）
- 転倒をした場所になにか障害物はありましたか？
- だれか近くにいましたか？

2 Timed up and go test (TUG)

- 実際のADLに近い動作を行う中で、動的なバランス能力を評価するものです.

測定方法

① 肘掛け椅子（44〜47cm）から立ち上がる
② 3m前方へ歩く（快適速度）
③ Uターンして戻る
④ 再び椅子に座る

①〜④の遂行時間を測定します

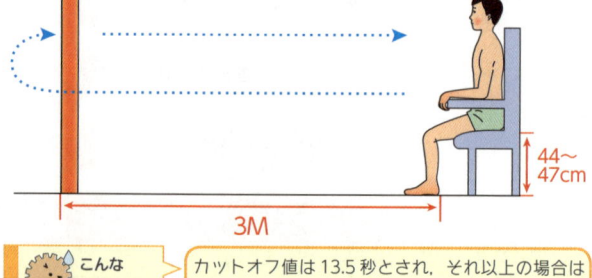

こんな患者さんは要注意!!
カットオフ値は13.5秒とされ、それ以上の場合はハイリスク患者とみなします.

ここがポイント!
20秒以内で屋外外出可能、30秒以上では起居動作・ADLに介助を要します.

Shumway-Cook A et al: Predicting the probability for falls in community-dwelling older adults using the Timed Up & Go Test, Phys Ther.80 :P896-903,2000. より引用

関連事項 ポケットマニュアルシリーズ 整形外科と早期離床
Timed up and go test（TUG） ⇨ P033

転倒

3　Functional reach test (FRT)

- 立位が安定している患者さんの動的なバランス能力を評価するものです．

測定方法

①壁に対して垂直に立ちます
②壁側の上肢を肩関節90度屈曲位，手関節中間位，前腕回内位，肘関節伸展位にします．
③そこからできるだけ前方へ手を伸ばします．
④②，③の際の第3指尖の移動距離を測定します．
④エンドポイントからスタートポイントを引き，移動距離を算出します．

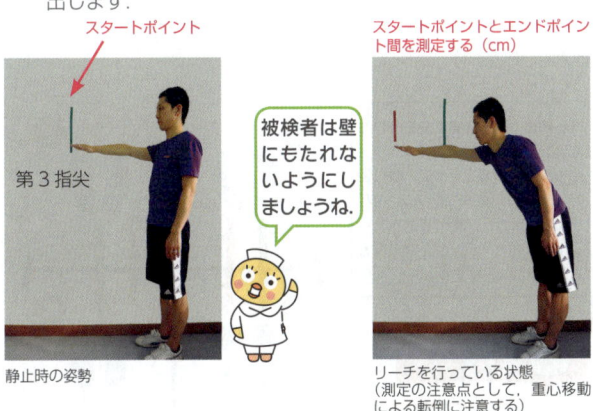

スタートポイント

スタートポイントとエンドポイント間を測定する (cm)

第3指尖

被検者は壁にもたれないようにしましょうね．

静止時の姿勢

リーチを行っている状態
（測定の注意点として，重心移動による転倒に注意する）

こんな患者さんは要注意！！　カットオフ値は15cmとされ，それ以下の場合はハイリスク患者とみなします．

Duncan PW et al:Functional reach: a new clinical measure of balance. J Gerontol.45:P192-197,1990. より引用

転倒

4 Four square step test (FSST)

- 動的バランスの評価に加え，障害されている方向（前後左右）のスクリーニングに有用です．
- 転倒理由として多い「段差につまづく」を想定し，一般的な和洋室の床段差1～4cmを想定して杖を使います．

測定方法

① 4本の杖(床から高さ2cm)を十字に並べ，4区画に区切ります．
② 左手前の区画から時計回りに1周します．
③ 続けて反時計回りに1周します．
④ ②～③の遂行時間を測定します．

途中でバランスを崩したり，杖に触れてしまった場合は，再計測します．

進行順序：開始時❶に立ち❷の方を向く，❷への前方ステップから始め，❸に右方ステップ，❹に後方ステップ，❶に左方ステップ，❹に右方ステップ，❸に前方ステップ，❷に左方ステップ，❶に後方ステップして終了する．

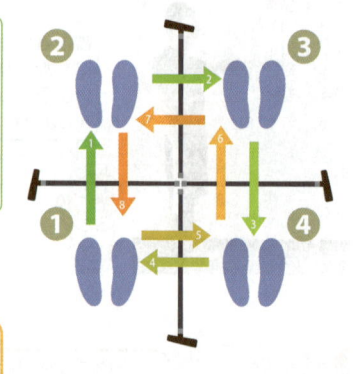

こんな患者さんは 要注意!!

カットオフ値は15秒，それ以上の場合はハイリスク患者とみなします．

Dite W et al:A clinical test of stepping and change of direction to identify multiple falling older adults. Arch Phys Med Rehabil. 83:P1566-1571,2002. より引用

Ⅷ-4 | 離床時に考えるべきリスクと対処法
院内急変時の対応

主に日常的に蘇生を行う者のためのBLS（成人）

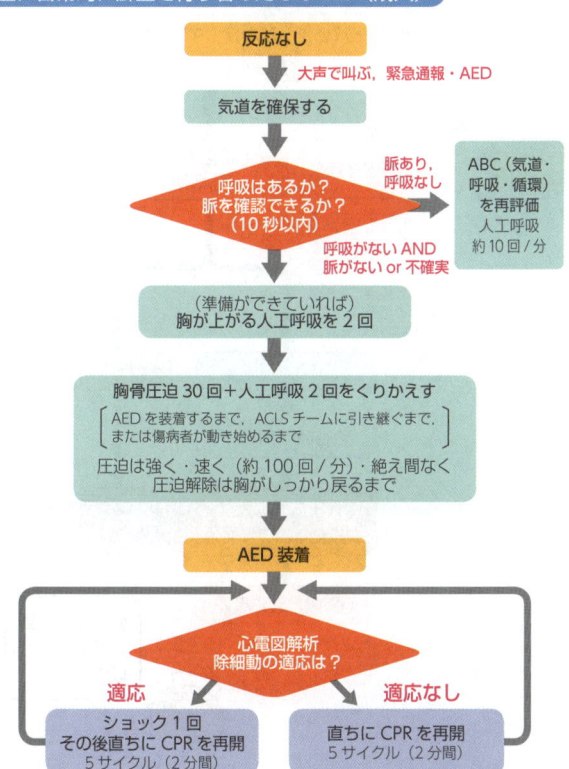

```
                    反応なし
                       │ 大声で叫ぶ，緊急通報・AED
                       ▼
                   気道を確保する
                       │
                       ▼
                 呼吸はあるか？      脈あり，     ABC（気道・
                 脈を確認できるか？ ──呼吸なし──▶ 呼吸・循環）
                  （10秒以内）                 を再評価
                       │                      人工呼吸
                       │ 呼吸がない AND         約10回/分
                       │ 脈がない or 不確実
                       ▼
               （準備ができていれば）
              胸が上がる人工呼吸を2回
                       │
                       ▼
           胸骨圧迫30回＋人工呼吸2回をくりかえす
         ┌─────────────────────────────────────┐
         │ AEDを装着するまで，ACLSチームに引き継ぐまで， │
         │ または傷病者が動き始めるまで              │
         └─────────────────────────────────────┘
           圧迫は強く・速く（約100回/分）・絶え間なく
             圧迫解除は胸がしっかり戻るまで
                       │
                       ▼
                   AED装着
                       │
                       ▼
                  心電図解析
                  除細動の適応は？
         ┌─── 適応 ───┐         ┌── 適応なし ──┐
         ▼                                    ▼
    ショック1回                           直ちにCPRを再開
  その後直ちにCPRを再開                    5サイクル（2分間）
    5サイクル（2分間）
```

「わが国の新しい救急蘇生ガイドライン（骨子）（ALS）」日本救急医療財団・日本版救急蘇生ガイドライン策定小委員会より引用

リスクと対処法

院内急変時の対応

医師・看護師における救命処置の流れ

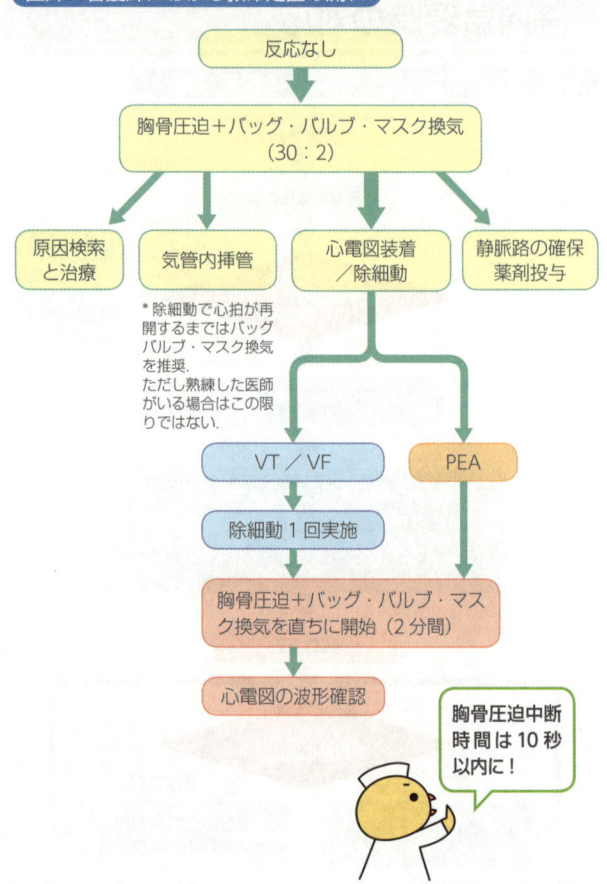

```
反応なし
  ↓
胸骨圧迫＋バッグ・バルブ・マスク換気
（30：2）
  ↓
├─ 原因検索と治療
├─ 気管内挿管
├─ 心電図装着／除細動
└─ 静脈路の確保薬剤投与
```

＊除細動で心拍が再開するまではバッグ・バルブ・マスク換気を推奨．ただし熟練した医師がいる場合はこの限りではない．

```
  ↓                    ↓
VT／VF              PEA
  ↓                    │
除細動1回実施          │
  ↓                    │
胸骨圧迫＋バッグ・バルブ・マスク換気を直ちに開始（2分間）
  ↓
心電図の波形確認
```

胸骨圧迫中断時間は10秒以内に！

院内急変時の対応

IX-1 | 薬剤
よく使用される薬剤

> 詳しくは医療用医薬品添付文書を参照ください

1 人工呼吸管理中に使用される薬剤：鎮痛・鎮静・筋弛緩薬

鎮痛薬

一般名	商品名	作用発現時間	最大効果	持続時間	特徴
フェンタニルクエン酸塩	フェンタニル	静注30秒以内	静注5~15分	静注30~60分	速効性がある．鎮痛効果はモルヒネの50~100倍だが持続時間が短いため持続静脈内投与で使用する．循環動態が不安定な場合は第一選択薬となる
モルヒネ塩酸塩水和物	モルヒネ	静注5分以内	静注5~15分	静注4~5時間	作用時間が長いため間欠的投与がよい．低血圧が起こりやすい
ブプレノルフィン塩酸塩	レペタン®	静注5分以内	静注5~15分	静注6~8時間	鎮痛効果はモルヒネの25~40倍．持続時間は6~9時間と長い．依存性は少ない
ペンタゾシン	ペンタジン®	静注5分以内	静注5~15分	静注4~6時間	心筋酸素消費量を増加させるので心疾患患者には注意が必要

鎮静薬

一般名	商品名	作用発現時間	最大効果	持続時間	特徴
ミダゾラム	ドルミカム®	静注30秒	静注30分	静注1.9~3.2時間	抗不安，筋弛緩，抗痙攣作用もある．約2週間以上の投与で耐性が発現する
プロポフォール	ディプリバン®	静注40秒	静注1分	静注5~10分	ミダゾラムより鎮静のレベルの調整が良好．薬剤中止後の覚醒が早い

筋弛緩薬

一般名	商品名	作用発現時間	最大効果	持続時間	特徴
スキサメトニウム塩化物	サクシン®スキサメトニウム®注	静注30~60秒	静注60秒	4~6分	気管内挿管時の喉頭痙攣の解除のためによく使用する
パンクロニウム臭化物	ミオブロック®	静注1~3分	静注3~5分	40~65分	迷走神経遮断作用があり，頻脈，高血圧を招くことがある．特に循環血液量減少患者には注意が必要
ベクロニウム臭化物	マスキュラックス®	静注3分	静注3~5分	25~30分	作用時間が短く，循環器系に及ぼす影響が少ない

2 昇圧薬

分類	一般名	商品名	特徴
カテコールアミン系（全て注射薬）	ドパミン塩酸塩	イノバン® プレドパ® カタボン®	低用量（2～4γ）ドパミン受容体を活性し利尿作用が起きる 中用量（5～10γ）ではβ作用が，高用量（10γ～）ではα作用が優位となる
	ドブタミン塩酸塩	ドブトレックス®	強力なβ1刺激作用をもつ
	エピネフリン	ボスミン®	心停止時の第1選択薬であり，心停止状態を心室細動に移行させたり，振幅が小さく周波数の高い心室細動を高振幅低周波数の心室細動に変え除細動を容易にするのに用いられる
	ノルエピネフリン	ノルアドレナリン®	ドパミンやドブタミンを使用しても血圧が維持できない場合に使用する
	イソプロテレノール塩酸塩	プロタノール®	純粋なβ受容体作動薬

作用の比較

特徴	心臓			血管		
	β1			α	β2	ドパミン受容体
	心筋収縮力増加	心拍数増加	不整脈誘発	末梢血管収縮	末梢血管拡張	腎血管拡張
ドパミン	++++	++	++	-～++++	++	+
ドブタミン	++++	+	+	-～ +	++	
ノルエピネフリン	++++	+	++++	++++	-	-
イソプロテレノール	++++	++++	++++		++++	

ここがポイント！

γ計算の方法

①1γ＝1μg/Kg/min，1μ＝1/1000mgです．
②大体シリンジポンプは一時間あたりの流量なので，60分として考えると，1γ＝1/1000×体重×60＝0.06×体重 [mg/h]となります．

③次に，この患者さんにとって1γが何mg/hなのか計算します．
体重50Kgの場合は0.06×50＝3．1γ＝3mg/hとなります．
投与薬剤を1mL＝3mgになるように希釈すると体重50kgの場合1mL＝1γとなります．

よく使用される薬剤

3 降圧薬

分類	一般名	商品名	作用機序	特徴
Ca拮抗薬	ニフェジピン	アダラート® アダラート®L アダラート®CR	血管平滑筋細胞内へのカルシウムイオン流入を抑制し血管拡張作用をもたらす	ニフェジピンは即効性で強力な降圧作用を示す．Lは徐放剤，CRは24時間にわたり有意な降圧がある．副作用として頻脈，顔面紅潮がよくみられる
	アムロジピンベシル酸塩	ノルバスク®		作用時間が最も長い（$T_{1/2}$:39時間）
	ニカルジピン塩酸塩	ペルジピン®		同類薬のなかでは降圧作用や心臓に対する作用は穏やかなほうで，脳血流をよくする作用が高い
	ジルチアゼム塩酸塩	ヘルベッサー®		ニフェジピンに比べて降圧は穏やかだが脈拍への影響がほとんどない
	ベニジピン	コニール®		降圧作用は他のCa拮抗薬に比べると穏やか

分類	一般名	商品名	作用機序	特徴
ACE阻害薬	カプトプリル	カプトリル®	ACEを阻害してアンジオテンシンⅡの産生を抑制する．副作用の一つに空咳がある	速効性がある．腎機能低下がある場合は注意が必要
	エナラプリルマレイン酸塩	レニベース®		ACE阻害効果はカプトプリルより数倍強い．空咳の頻度は高い
	イミダプリル塩酸塩	タナトリル®		空咳の頻度が少ない
	テモカプリル塩酸塩	エースコール®		腎機能低下の場合，急激に血圧低下をきたすことがあるため注意が必要

分類	一般名	商品名	作用機序	特徴
アンジオテンシンⅡ受容体拮抗薬（ARB）	カンデサルタンシレキセチル	ブロプレス®	アンジオテンシンⅡのタイプ1受容体に結合し，アンジオテンシンⅡの作用を阻害する	AT_1受容体を介した副腎でのアルドステロン遊離に対する抑制作用も降圧作用に一部関与している
	ロサルタンカリウム	ニューロタン®		高尿酸血症を合併している場合はARBの中で第一選択となる
	バルサルタン	ディオバン®		強い血管拡張作用だけでなく，臓器保護作用も併せ持つ
	テルミサルタン	ミカルディス®		$T_{1/2}$が20〜24時間とARB中で最も長く，24時間にわたり持続的な降圧作用を示す

よく使用される薬剤

分類		一般名	商品名	作用機序	特徴
β遮断薬	β₁選択性 ISA-	メトプロロール酒石酸塩	セロケン®	β受容体を遮断し心拍出量を低下させる。レニン産生・分泌も低下させる	β₂遮断作用が少なく血管抵抗の上昇、気管支の収縮が少ない。糖代謝への影響も少ない。心筋収縮力や心拍数の抑制が強いため徐脈に注意が必要
		アテノロール	テノーミン®		
	β₁選択性 ISA+	アセブトロール塩酸塩	アセタノール®		ISA+のため心筋収縮力や心拍数の抑制が弱いため高齢者には使用しやすい。反面狭心症や心筋梗塞の2次予防には不適
		セリプロロール	セレクトール®		
	β₁非選択性 ISA-	プロプラノロール塩酸塩	インデラル®		非選択性のため心機能抑制作用に加えてβ₂遮断作用である気管支収縮も起きるので喘息患者には禁忌
	β₁非選択性 ISA+	ピンドロール	カルビスケン®		ISAを有するので過度に心機能を抑制することが少ない

分類	一般名	商品名	作用機序	特徴
α遮断薬	プラゾシン塩酸塩	ミニプレス®	血管平滑筋のα1受容体を遮断し血管拡張作用を発揮する	早朝高血圧に有用。脂質代謝、耐糖能異常、前立腺肥大による排尿障害を合併している症例に対して有用
	ドクサゾシンメシル酸塩	カルデナリン®		

分類		一般名	商品名	作用機序	特徴
利尿薬	サイアザイド系	トリクロルメチルアジド	フルイトラン®	遠位尿細管のNa再吸収を抑制することにより循環血液量を減少させる。降圧作用は緩徐	降圧剤としては第一選択薬
		ヒドロクロロチアジド	ダイクロトライド®		
	ループ	フロセミド	ラシックス®		利尿作用が強い。腎機能高度低下患者ではループ利尿薬のみが使用可能
		アゾセミド	ダイアート®		
	カリウム保持性	スピロノラクトン	アルダクトンA®		アルドステロン過剰によって起こる高血圧に対して第一選択となる

*ISA(内因性交感神経刺激作用)
カテコラミン枯渇状態においてβ遮断薬自体がβ受容体を刺激する作用.
ISA+の場合,心拍数や心筋収縮力を低下させる効果が減弱する.

4 抗菌薬

		一般名	略号	商品名	特徴
ペニシリン系		ベンジルペニシリンカリウム	PCG	ペニシリンGカリウム®	細菌に対する選択毒性が高く,ヒトに対する毒性は低い.グラム陽性球菌に有効であるが,広域ペニシリンは大腸菌,インフルエンザなどのグラム陰性桿菌にも抗菌力を示す
		アンピシリン	ABPC	ビクシリン®	
		アモキシシリン	AMPC	サワシリン®	
		ピペラシリンナトリウム	PIPC	ペントシリン®	
		スルバクタム・アンピシリン	SBTPC	ユナシン®	
セフェム系	第一世代	セファゾリンナトリウム	CEZ	セファメジン®α	大部分のグラム陽性球菌に有効である.グラム陰性菌に対しては抗菌力が弱い
	第二世代	セフォチアム塩酸塩	CTM	パンスポリン®	グラム陰性桿菌に対して第一世代のものより広い抗菌スペクトルを持つ
		セフメタゾールナトリウム	CMZ	セフメタゾン®	
	第三世代	セフタジジム	CAZ	モダシン®	腸内グラム陰性桿菌に作用する広域抗菌スペクトラムを持ち,特にグラム陰性桿菌による術後感染の治療に有用である.逆にグラム陽性菌に対しては抗菌力は弱い
		セフォタキシムナトリウム	CTX	セフォタックス®	
		フロモキセフナトリウム	FMOX	フルマリン®	
		セフトリアキソンナトリウム	CTRX	ロセフィン®	
	第4世代	セフェピム塩酸塩	CFPM	マキシピーム®	黄色ブドウ球菌,連鎖球菌,緑膿菌に抗菌力を示す.第三世代に耐性のグラム陰性桿菌に有効
		セフォゾプラン塩酸塩	CZOP	ファーストシン®	
	β-ラクタマーゼ阻害薬配合	スルバクタムナトリウム・セフォペラゾンナトリウム	SBT/CPZ	スルペラゾン®	グラム陽性菌,グラム陰性菌,嫌気性菌まで広範囲の抗菌スペクトルを持つ
モノバクタム系		アズトレオナム	AZT	アザクタム®	グラム陰性菌のみに抗菌スペクトルを持つ
		カルモナトリウム	CRMN	アマスリン®	

よく使用される薬剤

系統	一般名	略号	商品名	特徴
カルバペネム系	イミペネム・シラスタチンナトリウム	IPM/CS	チエナム®	グラム陰性・陽性、嫌気性菌と極めて広域かつ強力なスペクトルを持つ。緑膿菌に対して耐性菌が増加している。痙攣の副作用があり、高齢者、腎機能不全患者では危険性が増す
	パニペネム・ベタミプロン	PAPM/BP	カルベニン®	
	メロペネム水和物	MEPM	メロペン®	
ホスホマイシン系	ホスホマイシン	FOM	ホスミシンS®	グラム陽性・陰性菌に抗菌スペクトルを持つ。緑膿菌、セラチアなどに対し良好な抗菌活性を示す。抗菌活性以外に免疫系細胞に対する過剰反応を抑制する作用を持つ
グリコペプチド系	バンコマイシン塩酸塩	VCM	塩酸バンコマイシン®	グラム陽性球菌に対して抗菌力を持つ。グラム陰性には効果が無い。有効血中濃度が狭いため血中濃度の測定が不可欠。副作用として腎機能障害、聴力障害がある
	テイコプラニン	TEIC	タゴシッド®	
アミノグリコシド系	カナマイシン硫酸塩	KM	硫酸カナマイシン®	多剤と併用することで相乗効果が得られ、特にβラクタム系との併用が多い。濃度依存性であり血中濃度の測定を適宜行う。副作用として腎機能障害、聴力、平衡感覚の障害がある
	ゲンタマイシン硫酸塩	GM	ゲンタシン®	
	トブラマイシン	TOB	トブラシン®	
	アミカシン硫酸塩	AMK	硫酸アミカシン®	
	アルベカシン硫酸塩	ABK	ハベカシン®	
マクロライド系	エリスロマイシンラクトビオン酸塩	EM	エリスロシン®	抗菌スペクトルは広い、ことにリケッチア、クラミジアなどの細胞内寄生菌や、マイコプラズマに対しては第一選択薬となる。相互作用でテオフィリンやワルファリンカリウムの血中濃度を上昇させる。抗不整脈薬との併用で致死的不整脈を引き起こす可能性がある
リンコマイシン系	クリンダマイシンリン酸エステル	CLDM	ダラシン®	
テトラサイクリン系	ミノサイクリン塩酸塩	MINO	ミノマイシン®	非定型病原体に対して強い抗菌力を示す
ニューキノロン系	シプロフロキサシン	CPFX	シプロキサン®注	大部分のグラム陰性桿菌、グラム陽性球菌に有効。副作用としてテオフィリン、ワルファリンカリウム、シクロスポリンの血中濃度の上昇、非ステロイド抗炎症剤で痙攣を併発する場合がある
	パズフロキサシンメシル酸塩	PZFX	パシル®	
サルファ剤	スルファメトキサゾール・トリメトプリム	ST	バクトラミン®	ほとんどのグラム陽性・陰性菌に効果があるが緑膿菌や腸球菌に効果はない。カリニ感染症に用いられる。他の抗菌薬に耐性を持つグラム陰性桿菌にも用いられる

培養検査，感受性って？

感染症の治療に最も有効な薬剤を選択するための検査

①抗菌薬の種類	②最小発育阻止濃度(MIC) μg/dL	③感受性カテゴリー	①抗菌薬の種類	②最小発育阻止濃度(MIC) μg/dL	③感受性カテゴリー
ABPC	>-32	(R)	PCG	>=16	(R)
PIPC	<=8	(S)	CEZ	>=32	(R)
CEZ	>=32	(R)	CMZ	>=64	(R)
CTX	32	(I)	IPM	>=16	(R)
CAZ	<=8	(S)	MEPM		(R)
CMZ	>=64	(R)	GM	<=2	(S)
LMO	16	(I)	AMK	<=16	(S)
IPM	<=4	(S)	ARK	<=4	(S)

①抗菌薬の種類

② MIC：その菌の増殖を阻止するための抗菌薬の必要最少量

③感受性のカテゴリー

S：susceptible ……… 通常の投与量で治療効果が期待できる
I：intermediate ……薬剤移行のよい臓器，または副作用が少なく大量投与が可能な抗菌薬では治療可能
R：resistant ………… 治療効果が期待できない

ここが ポイント！

培養陽性＝起因菌とは限りません．起因菌かどうかは鏡検所見・菌種の妥当性・臨床所見などを総合して決めます．起因菌が同定でき，その菌に対し第一選択となっている薬剤に感受性があるか見て抗菌薬を決定します．
MIC は治療の効果判定のひとつの指標にもなります．

よく使用される薬剤

5 気管支拡張薬

分類	一般名	商品名	経口	注射	吸入	特徴
キサンチン誘導体	テオフィリン	テオドール® テオロング®	○			抗炎症作用，気管支拡張作用を持つ．血中濃度は10～20μg/mLで維持する．血中濃度は年齢，肥満，併用薬などで変動する．副作用として頻脈，頭痛，嘔吐，けいれん等がある
キサンチン誘導体	アミノフィリン	ネオフィリン®	○	○		
β刺激薬	エピネフィリン	ボスミン®		○	○	β_2作用による気管支平滑筋の弛緩とα作用による気管粘膜浮腫の除去による気管支拡張作用を示す．高度の喘息発作時に適応
β刺激薬	オルシプレナリン硫酸塩	アロテック®	○		○	β_1受容体刺激作用が強く（心臓を刺激する作用）循環器系の副作用に注意が必要
β刺激薬	プロテカロール塩酸塩	メプチン®	○		○	持続性と共に即効性を有し，強い交感神経β_2受容体刺激作用を持つ．副作用として手足の震え，カテコールアミン（エピネフリン・イソプレナリンなど）との併用で不整脈を，時に心停止を起こす
β刺激薬	フェノテロール臭化水素酸塩	ベロテック®	○		○	メプチンより気管支拡張作用は強いが，心臓への刺激作用も強い
β刺激薬	サルブタモール硫酸塩	ベネトリン®	○		○	β_2受容体刺激による気管支拡張作用が強く，β_1受容体刺激による心刺激作用が少ない
β刺激薬	クレンブテロール塩酸塩	スピロペント®	○			長時間作用型．腹圧性尿失禁などにも有効
β刺激薬	ツロブテロール塩酸塩	ホクナリン®テープ				24時間安定した気管支拡張効果を維持できる
抗コリン薬	イプラトロピウム臭化物	アトロベント®			○	アセチルコリンの働きを抑え，気管支筋の痙攣をしずめる
抗コリン薬	オキシトロピウム臭化物	テルシガン®			○	イプラトロピウム臭化物より強い気管支収縮抑制作用を示す

よく使用される薬剤

6　抗アレルギー薬

分類	一般名	商品名	経口	注射	吸入	特徴
抗アレルギー薬	クロモグリク酸ナトリウム	インタール®			○	肥満細胞からの化学伝達物質の放出を抑え，アレルギー反応を抑制する
	トラニラスト	リザベン®	○			
	レピリナスト	ロメット®	○			
	メキタジン	ゼスラン®	○			肥満細胞からの化学伝達物質の放出を抑える作用，抗ヒスタミン作用を併せ持つ
	ケトチフェンフマル酸塩	サジテン®	○			
	プランルカスト水和物	オノン®	○			気道の炎症を引き起こし，気道を収縮させるロイコトリエンの働きを抑える
	オザグレル塩酸塩	ドメナン®ベガ®	○			気道の炎症を引き起こすトロンボキサンA_2の合成を阻害し，働きを抑える
	スプラタストトシル酸塩	アスピーディ	○			サイトカインの産生を抑える

ここがポイント！

喘息の管理に用いられる場合，薬剤は長期管理薬（コントローラー）と発作治療薬（リリーバー）に分けることができます．吸入薬の，メプチン®，ベロテック®はリリーバ薬です．患者さんには必ず携帯するよう説明しましょう．

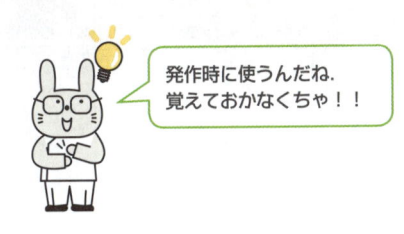

> 発作時に使うんだね．
> 覚えておかなくちゃ！！

よく使用される薬剤

7 去痰・鎮咳薬

去痰薬

一般名	商品名	特徴
ブロムヘキシン塩酸塩	ビソルボン®、ビソボロン®	分泌される液を多く出して痰の粘性を低下させる(粘液溶解作用)
アセチルシステイン	ムコフィリン®	
L-カルボシステイン	ムコダイン®・サワテン®、シスダイン®・メチスタ®	痰の構成成分を正常化させる(粘液修復作用)
フドステイン	クリアナール®	
アンブロキソール塩酸塩	ムコソルバン®、ムコサール®	気道粘膜を潤滑させ線毛運動を活発にする(粘膜潤滑作用)

> **ここがポイント!**
>
> 粘液溶解作用のある薬剤はその作用から痰の量が多くなります。ほかの作用機序の薬剤に変更した場合、痰の量が減少し効果がないと不安を抱く患者さんもいます。作用機序の違いを説明しましょう。

鎮咳薬

分類		一般名	商品名	作用機序	特徴
中枢性鎮咳薬	麻薬性	コデインリン酸塩	リン酸コデイン®	咳中枢に作用して閾値を上昇させ、咳反射を生じにくくさせる	痰を伴わない乾性咳、激しい咳発作時に使用。副作用として便秘、排尿障害、眠気等がある
		ジヒドロコデインリン酸塩	リン酸ジヒドロコデイン®		
		オキシメテバノール	メテバニール®		
	非麻薬性	デキストロメトルファン臭化水素酸塩水和物	メジコン®		セロトニン症候群をきたす可能性があるためMAO阻害薬との併用は禁忌
		ペントキシベリンクエン酸塩	トクレス®		緑内障のある患者は禁忌
		クロペラスチン	フスタゾール®		気管支拡張作用や弱い抗コリン作用などを持ち合わせる

よく使用される薬剤

分類		一般名	商品名	作用機序	特徴
末梢性鎮咳薬	非麻薬性	プロカテロール塩酸塩水和物	メプチン®	①肺の肺胞受容器に働いて咳を軽くする ②平滑筋を弛緩させ咳を鎮める	β_2受容体刺激薬に分類される気管支拡張薬。喘息のほか,気管支炎等の咳に使用
		テオフィリン	テオドール®,テオロング®		気管支拡張薬参照

ここがポイント!

鎮咳薬は乾性咳には有効ですが,湿性咳の場合は生体の防御反応であり,むやみに咳を止めることは好ましくありません。ADLに影響を与える場合に使用します。

8 消化性潰瘍治療薬

攻撃因子抑制薬

分類	一般名	商品名	特徴
H_2受容体拮抗薬	シメチジン	タガメット®・カイロック®・クリエイト®	壁細胞のヒスタミンH_2受容体を遮断して胃酸分泌を抑制。副作用として頭痛,眩暈,下痢,便秘がある
	ラニチジン塩酸塩	ザンタック®	
	ファモチジン	ガスター®	
	ロキサチジン酢酸エステル塩酸塩	アルタット®	
	ラフチジン	プロテカジン®	
プロトンポンプ阻害薬	オメプラゾール	オメプラール®	プロトンポンプ(酸分泌の最終段階)に働き,最も強力に酸分泌を抑制する 使用期間が6〜8週間と限定 副作用として頭痛,白血球減少などがある
	ランソプラゾール	タケプロン®	
	ラベプラゾールナトリウム	パリエット®	
抗ガストリン薬	セクレチン	セクレパン®	ガストリン細胞に作用して酸分泌とガストリンの血中への放出を抑制する。副作用として口渇,便秘,嘔吐,顔面紅潮などがある
抗コリン薬	ブチルスコポラミン臭化物	ブスコパン®	H_2受容体拮抗薬よりも酸分泌抑制効果は弱い。現在ではいわゆる鎮痙薬としての使用が主体となっている
	ブトロピウム臭化物	コリオパン®	
抗ムスカリン薬	ピレンゼピン塩酸塩	ガストロゼピン®	副交感神経節のムスカリンH_1受容体に結合してアセチルコリンの結合を遮断し,胃酸分泌を抑制する。副作用として口渇,排尿障害,心悸亢進などがある
制酸薬	水酸化アルミニウムゲル・水酸化マグネシウム	マーロックス®	胃酸を中和する持効性の制酸薬。胃の粘膜を保護する作用も持つ

よく使用される薬剤

防御因子増強薬

分類	一般名	商品名	特徴
粘膜抵抗増強薬	スクラルファート	アルサルミン®	胃内の食物により粘膜保護作用が低下する可能性があるため食前服用が推奨される
粘膜抵抗増強薬	アルギン酸ナトリウム液	アルロイド®G	傷んだ粘膜を保護したり，粘膜からの出血を止める作用がある．そのため内服では粘膜に持続的に付着して，胃酸からの侵蝕を防ぐ
粘膜抵抗増強薬	水溶性アズレン・L-グルタミン配合薬	マーズレン®S	胃の炎症をしずめる"アズレン"と，胃の粘膜を丈夫にする"L-グルタミン"の2種類の有効成分が配合されている．これらがいっしょに作用することで，効果が高まる
粘液産生・分泌促進薬	テプレノン	セルベックス®	胃粘膜プロスタグランジン増加作用の他に，胃粘膜血流増加並びに改善作用，胃粘膜保護作用等を併せ持つ
粘液産生・分泌促進薬	プラウノトール	ケルナック®	胃組織内のプロスタグランジン生成促進，胃粘膜血流量の増加，胃粘膜抵抗性の増強，胃粘膜内粘液物質の生成促進，胃液中重炭酸イオンの増加等の作用が認められる
粘液産生・分泌促進薬	レバミピド	ムコスタ®	胃粘膜内 PGE_2 増加作用，胃粘液量の増加作用，活性酸素抑制作用により胃粘膜傷害抑制効果，治療効果を示す．Helicobacter pylori に対しても好中球からのスーパーオキシド産生を抑制し，胃粘膜細胞傷害を抑制する
PG製剤	オルノプロスチル	ロノック®	プロスタグランジン E_1 製剤．粘膜保護作用，粘液分泌促進作用，胃粘膜血流増加作用，胃液分泌抑制作用を持つ
PG製剤	エンプロスチル	カムリード®	プロスタグランジン E_2 誘導体．攻撃因子抑制作用（酸分泌抑制作用）と防御因子増強作用（胃粘液分泌促進作用，胃粘膜血流増加作用，アルカリ分泌増加作用など）の両面の作用を持つ
PG製剤	ミソプロストール	サイトテック®	プロスタグランジン E_1 誘導体．NSAIDs 及び，プレドニゾロンによる粘膜障害に有効であるという特色を有する
微小循環改善薬	セトラキサート塩酸塩	ノイエル®	胃粘膜血流増加，胃粘液分泌合成促進，胃粘膜内 PGs 量増大による粘膜保護作用を示す
微小循環改善薬	ベネキサート塩酸塩ベーターデクス	ウルグート®	胃粘膜血流増加，胃粘液成分の合成促進作用を示す

よく使用される薬剤

9 インスリン製剤

分類	商品名	用法	作用発現時間（皮下注）		
			発現時間	最大作用時間	持続時間
超速効型	ノボラピッド®	食直前，場合により食後投与が可能．速やかな吸収と短い作用持続時間により，食後高血糖の是正に適している	10~20分	1~3時間	3~5時間
	ヒューマログ®		15分未満	30分~1.5時間	3~5時間
速効型	ペンフィルR®	食事の30分前投与	約30分	1~3時間	約8時間
	ノボリン®R		約30分	1~3時間	約8時間
	ヒューマリン®R		30~1時間	1~3時間	5~7時間
混合型	ヒューマカート®3/7	速効型と中間型を混ぜたタイプ．基礎分泌も追加分泌も補える	10~20分	1~4時間	約24時間
	ノボリン®30R		約30分	2~8時間	約24時間
	ヒューマリン®3/7		約30分	30分~6時間	18~24時間
中間型	ペンフィル®N	作用時間が長く，基礎分泌を補う	約1.5時間	4~12時間	約24時間
	ヒューマログ®N		30分~1時間	2~6時間	18~24時間
	ヒューマリン®N		1~3時間	8~10時間	18~24時間
持続型	ノボリン®U	作用時間がほぼ1日	4時間	8~24時間	24~28時間
	ヒューマリン®U		4時間	10~24時間	18~24時間

薬剤

よく使用される薬剤

10 経口血糖降下薬

薬剤名	一般名	商品名	内服時間	T_{max}（時間）	$T_{1/2}$（時間）	作用時間	特徴
スルホニル尿素剤（SU薬）	グリクラジド	グリミクロン®	食前あるいは食後	2~4	8.6~12	6~12	網膜症進展防止効果も期待されている
	グリベンクラミド	オイグルコン®		1.5	2.7	12~18	SU系の中では最も効力が強い 副作用の発現率が低い β細胞への刺激作用が長く続くので低血糖に注意
	グリメピリド	アマリール®		0.7~1.3	1.47	6~24	インスリン分泌作用とインスリン感受性改善作用の両方を持つ．重篤な低血糖症・溶血性貧血などが現れることがある
ビグアナイド（BG）薬	メトルホミン塩酸塩	グリコラン®／メルビン®	食後	1.5~3.3	1.5~4.7	6~14	肝臓での糖新生の抑制，消化管からの糖吸収の抑制．末梢組織でのインスリン感受性の改善などの作用がある．食欲を低下させる作用があるため肥満のあるZ型の第1選択となる
	ブホルミン塩酸塩	ジベトス®		1.4~2.2	2.2	6~14	
チアゾリジン誘導体	ピオグリタゾン塩酸塩	アクトス®	食前	1.8	5.4	20	肝臓，筋肉，脂肪組織などのインスリン感受性を高める．SU薬に比べると血糖値を下げる作用は劣るが低血糖を起こしにくい．副作用として浮腫を生じやすい
α-グルコシダーゼ（α-GI薬）	アカルボース	グルコバイ®	食直前	—	—	2~3	腸管での糖質の消化・吸収の遅延．食物と混ざって作用するため食直前の服用が効果的．低血糖時には砂糖は無効であり，ブドウ糖を服用する
	ボグリボース	ベイスン®		—	—	—	
グリニド系薬	ナテグリニド	スターシス®／ファスティック®	食直前10分以内	0.9~1.8	1.1~1.3	2~3	β細胞に作用して速効的にインスリン分泌を促進．食後の服用では吸収が悪いため食直前の服用が効果的
	ミチグリニドカルシウム水和物	グルファスト®		0.23~0.28	1.2	2	

> 薬物の体内動態には血中濃度がかかわります．

最高血中濃度：C_{max}

- 薬物投与後に得られる最高血中濃度．
- 薬理効果の強さや副作用と関連しています．

最高血中濃度到達時間：T_{max}

- 最高血中濃度に達するまでの時間．
- 薬の効果が現れる目安となります．

血中濃度半減期：$T_{1/2}$

- 薬物の血中濃度がその50%に減少するまでに要する時間．半減期が長いほど薬理効果が持続し，短いほど効果がすぐになくなります．
- 体内から消失するには $T_{1/2}$ の4~5倍の時間がかかります．

●経口投与後の薬物血中濃度の推移

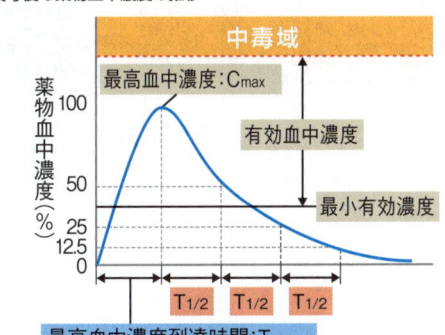

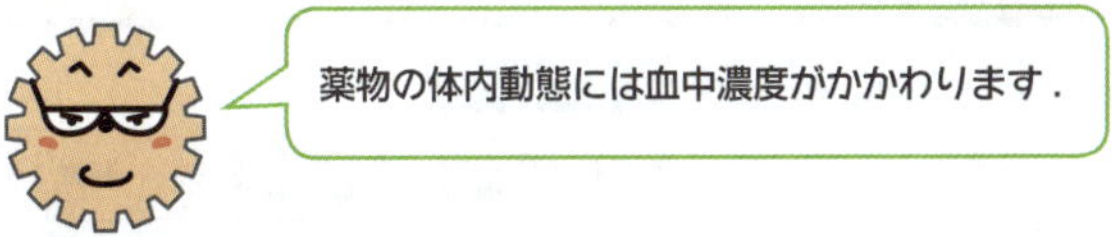

よく使用される薬剤

11 鎮痛薬

非ステロイド性抗炎症薬（NSAIDs）

分類	一般名	商品名	作用機序	T_{max}（時間）	$T_{1/2}$（時間）	作用時間（時間）	特徴
プロピオン酸系	イブプロフェン	ブルフェン®	COXの働きを阻害することで炎症反応に関与するPG（プロスタグランジン）の産生を抑制することにより、解熱、鎮痛、消炎作用を示す	2.1	1.8	6~8	鎮痛作用はそれほど強くない
プロピオン酸系	ナプロキセン	ナイキサン®		2~4	14	約12以上	効き目が早い点が特徴的．そのため、痛風発作時の頓服薬として有用
プロピオン酸系	ロキソプロフェンナトリウム	ロキソニン®		0.5	1.2	1~3	解熱、鎮痛、消炎作用を均等に持つ．効き目が早い
オキシカム系	ピロキシカム	バキソ®フェルデン®		4.3	約36	24以上	血中半減期が他のNSAIDsに比べて非常に長いため一日一回投与で十分となる
オキシカム系	メロキシカム	モービック®		約7	27.6	約24	COX-2を選択的に阻害するため消化器症状が出にくい
オキシカム系	アンピロキシカム	フルカム®		約4	約40	24以上	血中半減期が他のNSAIDsに比べて非常に長いため一日一回投与で十分となる
インドール酢酸系	インドメタシン	インダシン®インテバン®		1	4.5~7.2	3~6	作用は強いが副作用も強い．特異的な副作用として眩暈、頭痛がある
インドール酢酸系	スリンダク	クリノリル®		約4	3（α相）11~15（β相）		リウマチに対してインドメタシンとほぼ同等の抗炎症作用を示すが、副作用はずっと少ない

よく使用される薬剤

分類	一般名	商品名	作用機序	T max (時間)	T₁/₂ (時間)	作用時間 (時間)	特徴
サリチル酸系	アスピリン	バファリン®	COXの働きを阻害することで炎症反応に関与するPG(プロスタグランジン)の産生を抑制することにより,解熱,鎮痛,消炎作用を示します	約2	2~5	約6	高用量では解熱・鎮痛効果,低用量では抗血栓作用を有する.副作用として胃障害がある
サリチル酸系	ジフルヌサル	ドロビット®		約2~4	7.6~11	9~12	シクロオキシゲナーゼ活性を阻害して抗炎症作用を発現する.血中半減期の長いことが特徴で,アスピリンよりも作用持続時間が長い
フェニル酢酸系	ジクロフェナクナトリウム	ボルタレン®		2.72	1.2	6~10	消炎,鎮痛,解熱作用とも比較的強い.消化管障害や腎障害が少なくないので長期間の服用は避ける
フェニル酢酸系	ナブメトン	レリフェン		4	21	24時間	長時間作用型
アントラニル酸系	メフェナム酸	ポンタール®		2	4	6~8	PG産生抑制のみならずPG受容体レベルで作用するため鎮痛効果が比較的強い

薬剤

よく使用される薬剤

12 睡眠薬

分類	一般名	商品名	作用出現時間(分)	作用持続時間(時間)	作用特性 抗不安	作用特性 鎮静・催眠	作用特性 筋弛緩	T_{max}(時間)	$T_{1/2}$(時間)	特徴
超短時間型	ゾルピデム	マイスリー®	30~60	6~8	±	+++	±	0.7~0.9	2	ノンレム睡眠の第3,4段階を延長(深い眠り)
超短時間型	ゾピクロン	アモバン®	15~30	6.5~8	±	+++	±	0.8	4	一気に眠気が来るため服用後はすぐに就寝する
超短時間型	トリアゾラム	ハルシオン®	10~15	7	+	+++	±	1.2	2.9	持ち越し効果が低い耐性,健忘に注意
短時間型	ブロチゾラム	レンドルミン®	15~30	7~8	+	+++	±	1.5	7	翌日の眠気や不快感が少ない
短時間型	リルマザホン塩酸塩	リスミー®	15~30	6~8	+	+++	±	3	10.5	筋弛緩作用が弱いので高齢者に適している
中間型	エスタゾラム	ユーロジン®	15~30	4~6	+	++	++	5	24	昼間の抗不安効果も多少ある
中間型	フルニトラゼパム	ロヒプノール®	30	6~8	+	+++	++	1~2	7	翌朝に不快な症状が残ることが少ない
中間型	ニトラゼパム	ベンザリン®	15~30	6~8	+	+++	+	2	25	昼間の抗不安効果も多少ある
長時間型	フルラゼパム塩酸塩	ベンゾジール®	15~30		+	++	+	0.5~1	47~100	作用時間が長い

ここがポイント!

「睡眠薬を追加してほしい」と言われた場合,投与の時期はT_{max}で判断しましょう.

T_{max}とは最高血中濃度に達するまでの時間です.この時間帯の睡眠薬の追加投与は避けましょう.

$T_{1/2}$は血中消失半減期(半減期)のことで薬物の濃度が最高血中濃度の1/2に減少するまでの時間を指します.半減期が長いと作用・副作用も長く続くことを意味します.

よく使用される薬剤

13　制吐薬

分類	一般名	商品名	作用機序	特徴
抗ヒスタミン薬	ジフェンヒドラミン	トラベルミン®	制吐中枢, CTZ, 前庭核を介する刺激を抑制する	動揺病, メニエール症候群に伴う悪心・嘔吐に効果がある
	ジメンヒドリナート	ドラマミン®		
	プロメタジン	ピレチア®		中枢神経などの抑制作用にて制吐作用を示す
	ヒドロキシジン	アタラックスP®		術前・術後によく使用される. 内服薬には制吐作用の適応はない
ACh受容体刺激薬	ナパジシル酸アクラトニウム	アボビス®	消化管の運動を亢進, 胃内容物排泄促進と胃内圧低下により制吐作用を示す	アセチルコリンの遊離を増大させ消化運動機能を亢進させる. その結果, 胃内容物排泄促進し, 胃内圧を低下させることで制吐作用を示す
ドパミンD₂受容体拮抗薬	クロルプロマジン塩酸塩	ウインタミン®コントミン®	中枢性:CTZのD₂受容体を遮断して制吐作用を示す 末梢性:D₂受容体の刺激によりアセチルコリンが遊離される. それにより消化管運動機能を亢進させることで制吐作用を示す	約 12.5 mg 程度で乗物酔の防止効果と悪心の防止効果がある
	ペルフェナジン	ピーゼットシー®トリラホン®		術前・術後の悪心・嘔吐に用いられる
	プロクロルペラジン	ノバミン®		抗ヒスタミン, 抗セロトニン作用
	メトクロプラミド	プリンペラン®		血液脳関門を通過しやすいため錐体外路症状の危険性がある
	ドンペリドン	ナウゼリン®		嘔吐中枢, CTZ, 末梢性に作用する
	イトプリド塩酸塩	ガナトン®		中枢性, 末梢性に作用する
5-HT₄受容体作動薬	クエン酸モサプリド	ガスモチン®	5-HT₄受容体を刺激し, 胃内容物排泄促進と胃内圧低下により制吐作用を示す	アセチルコリンの遊離により消化管運動促進に関与する
5-HT₃受容体拮抗薬	アザセトロン塩酸塩	セロトーン®	5-HT₃受容体に拮抗し, 制吐作用を発現する	抗癌剤使用時の制止薬として使われる
	ラモセトロン塩酸塩	ナゼア®		
	トロピセトロン塩酸塩	ナボバン®		

ここがポイント!

悪心・嘔吐はさまざまな原因によって起こるため, まずは要因を探り, 作用点の合う制吐薬を選択することが大切です.

よく使用される薬剤

14 下剤

分類		一般名	商品名	作用発現時間	特徴
機械的下剤	浸透圧性下剤（浸透圧を高め水分量を増加させる） 塩類下剤	酸化マグネシウム	カマク®	8~10 時間	腎障害時 Mg の排泄遅延
		クエン酸マグネシウム	マグコロール®	10~15 時間	消化管閉塞が疑われる場合は禁忌
	糖類下剤	ラクツロース	モニラック®　ラクツロース®	1~3 日	高アンモニア血症改善薬として使用
	膨張性下剤（水分を吸収し糞便量を増加させる）	カルボキシメチルセルロース	バルコーゼ®	12~24 時間	2~3 日連用すると効果が出る
	浸潤性下剤（水分を浸透させ便を軟らかくする）	ジオクチルソジウムスルホサクシネート	ビーマス®S 錠	1~3 日	尿が赤くなる
刺激性下剤	小腸刺激性下剤	ヒマシ油	ヒマシ油®	2~6 時間	硬結便，痙攣性便秘は禁忌
	大腸刺激性下剤	センノシド	プルゼニド®	8~10 時間	長期連用は避ける
		センナ	アローゼン®	8~10 時間	尿の色調変化
		ビスコルファートナトリウム水和物	ラキソベロン®	7~12 時間	多量の水とともに服用
その他	坐剤	炭酸水素ナトリウム	新レシカルボン®	20 分~	直腸内で炭酸ガスを発生させ，腸運動を亢進させる作用により排便を促進
		ビサコジル	テレミンソフト®	5~60 分	大腸粘膜を直接刺激し排便を促進
	浣腸	グリセリン	50% グリセリン®浣腸	直ちに	腸運動を亢進，またグリセリンの粘滑性で排便が容易になる

よく使用される薬剤

MEMO

> **本書利用上のご注意**
>
> - 本書は，医療に携わる皆さんが効率的に知識を得られるよう構成されていますが，患者さんの症状・病態によって全て適応となるとは限りません．実際の臨床場面では，患者さんの病態を的確に見極め，医療者個々の判断で離床を行って下さい．
> - 被写体が個人と特定できる写真はすべてモデルを使用し，本人の承諾を得て掲載しています．

看護・リハビリに活かす
呼吸ケアと早期離床 ポケットマニュアル

発行日	2009年 10月 30日　初版発行 2015年 4月 1日　第4刷発行
監　修	曷川 元・永谷 悦子
編集協力	日本離床研究会 〒102-0073 東京都千代田区九段北1-2-12 プラーレルビル 2F http://www.rishou.org/
発行所	丸善プラネット株式会社 〒101-0051 東京都千代田区神田神保町2丁目17番　神田神保町ビル 電話 03-3512-8516 http://planet.maruzen.co.jp/
発売所	丸善出版株式会社 〒101-0051 東京都千代田区神田神保町2丁目17番　神田神保町ビル 電話 03-3512-3256 http://pub.maruzen.co.jp/
印刷・製本	大日本印刷株式会社
デザイン	品川 幸人・新保 真奈
イラスト	ささきみお

ISBN978-4-86345-026-4　C3347

書店店頭で好評発売中！
本書のお求めは…
　最寄りの書店でご購入
　　　⇩なければ
　「丸善の離床マニュアル」
　　　　　とご注文
※品切れの場合は，研究会のホームページでも購入できます．
詳しくは…
[日本離床研究会] [検索]

© 2009 H.Katsukawa Printed in Japan.

- 本書内容の無断転載，複製，複写（コピー），翻訳を禁じます．複写を希望される場合は，そのつど事前に許諾を得てください．